ÉTUDE

SUR

L'AORTITE AIGUË

PAR

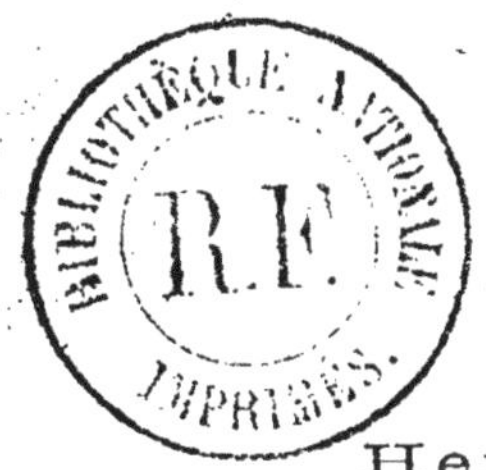

Henri LÉGER,

Docteur en médecine de la Faculté de Paris,
Interne-lauréat des hôpitaux de Paris,
Membre de la Société anatomique.

PARIS

FRÉDÉRIC HENRY, LIBRAIRE-ÉDITEUR

13, Rue de l'École-de-Médecine, 13

A CÔTÉ DE L'ÉCOLE PRATIQUE DE LA FACULTÉ, ET PRÈS DU BOULEV. ST-MICHEL

1877

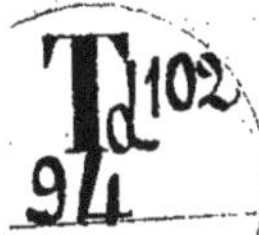

ÉTUDE

SUR

L'AORTITE AIGUË

PAR

Henri LÉGER,

Docteur en médecine de la Faculté de Paris,
Interne-lauréat des hôpitaux de Paris,
Membre de la Société anatomique.

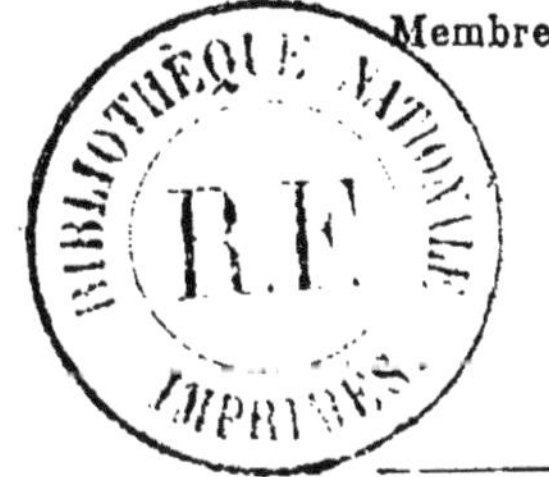

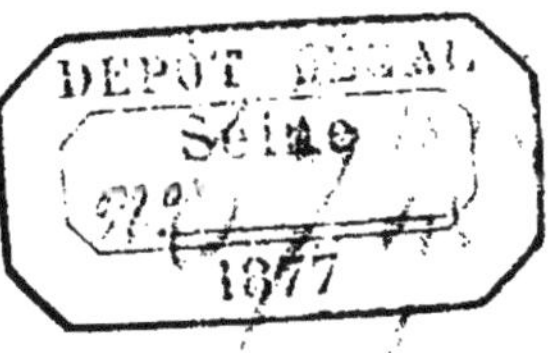

PARIS

FRÉDÉRIC HENRY, LIBRAIRE-ÉDITEUR

13, Rue de l'École-de-Médecine, 13

A COTÉ DE L'ÉCOLE PRATIQUE DE LA FACULTÉ, ET PRÈS DU BOULEV. ST-MICHEL

—

1877

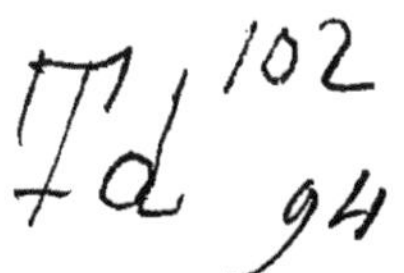

INTRODUCTION.

Pendant notre internat à l'hôpital Cochin, M. le docteur Bucquoy avait souvent appelé notre attention sur les affections inflammatoires de l'aorte existant par elles-mêmes ou venant compliquer d'une manière spéciale et caractéristique d'autres maladies du système circulatoire. En recherchant dans les livres classiques nous avons été frappés de n'y trouver aucune description précise, ni aucun ensemble au sujet de l'aortite aiguë. On a vécu jusqu'ici presque uniquement sur les travaux passés des premiers auteurs qui avaient abordé cette question. Après eux, malgré quelques rares essais monographiques, les traités de pathologie plus récents paraissent remplir une tâche pénible et n'aborder un tel sujet que pour éviter le reproche d'être restés incomplets.

Sans prétendre faire un tout des différents cas relatés jusqu'ici dans la science sous le nom d'aortite aiguë, nous essayerons de montrer ce qui mérite seulement ce nom en nous appuyant surtout sur des observations recueillies dans le service de M. le Dr Bucquoy.

Aidé par les conseils de cet excellent maître, nous avons pu faire de l'aortite une étude particulière et c'est pour nous un devoir de le remercier au commencement de ce travail, et de lui en offrir l'hommage comme une faible expression de reconnaissance.

ÉTUDE

L'AORTITE AIGUË

HISTORIQUE. — DÉFINITION.

L'aortite aiguë a été connue ou du moins signalée dans les temps anciens puisqu'on en trouve des exemples dans Arétée de Cappadoce. Galien en soupçonnait l'existence et Cœlius Aurelianus a cherché aussi une des causes de la phrénitis dans l'inflammation de l'aorte. Mais il faut ensuite arriver jusqu'à Morgagni pour rencontrer de nouveaux faits qui sont consignés dans ses lettres sur les palpitations et sur la mort subite. Un peu plus tard, en 1803, Portal, dans son cours d'anatomie médicale, en citait un exemple après la répercussion d'un exanthème. Mais ces observations isolées, éparpillées çà et là, n'avaient donné lieu à aucune description d'ensemble de l'affection.

Ce n'est qu'à une époque voisine de la nôtre que le sujet commence à fixer l'attention des auteurs. Il faut arriver en effet jusqu'à J.-P. Franck (Traité de médecine pratique, traduit par Goudareau) pour trouver un essai sur la question ; et si son travail qui, au fond, ne se rapporte aucunement à l'aortite, n'a pas toute la rigueur scientifique désirable, on ne peut du moins lui refuser le mérite d'avoir éveillé l'attention sur les inflammations artérielles en général et sur celles de l'aorte en particulier. Aussi, dès ce moment, voyons-nous l'aortite entrer en ligne de compte dans les traités des maladies du système vasculaire. En 1819, Corvisart, dans son livre sur les affections du cœur, avait déjà consacré à la couleur rouge de la membrane interne de l'aorte, un chapitre dans lequel il faisait plutôt appel aux idées de Franck qu'à sa propre expérience.

Mais c'est seulement en 1824 que parut la première description didactique de l'affection. Bertin et Bouillaud lui consacrent en effet le premier chapitre de leur traité des maladies du cœur et des gros vaisseaux. A l'aide d'observations dont la plupart sont malheureusement fondées sur la coloration seule de la tunique interne de l'artère, ils essayent de retracer un ensemble de la maladie sans arriver à une idée bien précise, surtout au point de vue du diagnostic. On y trouve déjà signalées parmi les symptômes la douleur et la sensation de chaleur dans la région de l'aorte, l'anxiété et la tendance aux syncopes avec des pulsations beaucoup plus énergiques tout le long du vaisseau. Mais comme à côté de faits d'aortite aiguë véritable (obs. II), il s'en trouve qui reposent uniquement sur la teinte foncée de la membrane interne de l'aorte, et qui n'ont présenté naturellement pendant la vie aucun symptôme susceptible de se rapporter à l'inflammation de l'aorte, ces auteurs ne pouvaient conclure à un ensemble rigoureux et toujours constant de l'affection. Bientôt, du reste, les travaux de Trousseau et Rigot (Recherches nécrologiques sur quelques altérations que subissent après la mort les vaisseaux sanguins...., (Archives générales de médecine 1826), viennent réduire à sa juste valeur la coloration de la membrane interne des artères en prouvant qu'elle ne tient uniquement qu'à l'imbibition cadavérique et ne peut être une preuve de leur inflammation. Les recherches de Louis venaient corroborer ces conclusions en démontrant l'existence de ces rubéfactions intra-vasculaires dans la fièvre typhoïde et les maladies qui s'accompagnent d'une altération profonde du sang. Mais déjà Laënnec s'était exprimé en ces termes : « On pourrait tout au plus soupçonner l'inflammation dans les cas où la rougeur de la membrane interne des artères est accompagnée de gonflement, d'épaississement, de boursouflement et d'un développement extraordinaire de petits vaisseaux dans la tunique moyenne. » Aussi, à partir de cette époque, les observations deviennent-elles un peu plus rigoureuses, et Bouillaud, dans sa seconde édition du traité des maladies du cœur, n'a-t-il plus accordé de description particulière à l'aortite.

En Angleterre, Hope avait pris le même parti, arguant que les symptômes étaient absorbés par l'endocardite qui d'après lui existait toujours d'une manière concomitante. Il en conservait seulement une forme toute spéciale et isolée, l'artérite érysipélateuse, consécutive à une ligature, espèce déjà signalée par Hodgson et observée par Cline et Abernethy, qui attribuaient alors l'aortite à la propagation de l'inflammation, partie de l'artère liée jusqu'aux cavités cardiaques. Mais Hope émettait l'idée suivante : « Je soupçonne fort, disait-il, que cette maladie n'est pas tant une affection érysipélateuse qu'une conséquence de l'absorption du pus. C'est identique à ce qui arrive dans la phlébite. » Aussi disons-nous de suite que ces faits n'étaient peut-être pas seulement dus à l'imbibition cadavérique, mais pouvaient être des exemples d'infection purulente avec aortite secondaire, comme M. Brouardel en a si bien établi l'existence par sa communication à la Société de biologie dans la séance du 28 février 1874.

Cependant, en dehors des traités didactiques , on trouve encore à cette époque des travaux qui font mention de l'aortite. C'est ainsi qu'en 1835 Gintrac fils , dans un Mémoire à la Société médicale de Bordeaux, attribuait la majorité des cas d'angine de poitrine à l'aortite et à l'inflammation consécutive du plexus cardiaque. Corrigan, en Angleterre, soutenait à peu près en même temps cette opinion (de l'aortite comme une des causes de l'angine de poitrine ; *Dublin journal* 1838, t. XII, page 243), et Norman Chevers faisait paraître sur l'aortite, dans le *Guys Hospital* (1841), un Mémoire jugé digne d'être traduit dans les Annales de thérapeutique (1845). On y retrouve bien les symptômes signalés depuis les dernières observations, les douleurs intenses , déchirantes , la constriction précordiale avec tendance à la syncope..., etc. Mais on voit que l'auteur n'est pas sûr de lui-même, et que la question pêche encore par sa base, par l'absence de limites précises.

De même, Bizot, après avoir tracé le tableau des

altérations qui caractérisent l'aortite aiguë, en rapporte trois observations très-discutables au point de vue clinique. On retrouve le même vague dans les traités classiques de l'époque, dans l'article *Aortite* du dictionnaire de médecine pratique par Bouillaud, et dans la description que Piorry, Walshe en Angleterre, C. Canstatt et Bamberger en Allemagne donnent de cette affection. Stokes, au même moment, ne lui accorde pas une description particulière dans un traité des maladies du cœur et de l'aorte, quoiqu'il reconnaisse l'existence d'une aortite goutteuse dont il rapporte même un exemple à propos du diagnostic de l'anévrysme de l'aorte thoracique (page 549 de la traduction française).

Mais bientôt la question vient encore se compliquer d'un nouvel ensemble présenté sous le nom d'aortite suppurée. En 1861. M. Leudet faisait paraître sous ce titre, dans les *Archives de médecine*, un Mémoire basé sur trois observations dont les symptômes s'éloignent notablement, surtout pour deux d'entre elles, du tableau qu'on traçait auparavant de l'aortite.

Jusqu'ici l'anatomie pathologique avait suscité peu de recherches particulières, et depuis le travail de Bizot, tout s'était borné aux discussions nombreuses qu'avait soulevées de tout temps l'artérite considérée d'une manière générale (Rokitansky, Virchow, Lebert). En 1863, M. Lancereaux présentait à la Société de biologie plusieurs exemples d'hémorrhagies de la tunique interne de l'aorte et soutenait l'opinion de la formation de vaisseaux dans l'épaisseur de cette tunique quand elle devient le siége d'un processus inflammatoire aigu.

Enfin M. Ranvier, en 1868, dans un Mémoire des Archives de physiologie sur l'histologie normale et pathologique de la tunique interne de l'aorte, trace les caractères macroscopiques et histologiques de l'endaortite
aiguë. S'il pouvait persister encore quelques doutes sur
l'existence réelle de ces altérations, ils ne peuvent sub-
sister après cet exposé anatomo-pathologique.

Les données commencent alors à prendre plus de
consistance et l'on voit apparaître, soit dans les Bulletins
de la Société anatomique, soit dans divers recueils, des
observations plus rigoureuses. Il nous est impossible
de les signaler toutes dans ce court aperçu historique ;
elles se trouveront seulement consignées avec soin dans
l'index consacré à la bibliographie.

Si la question devient mieux connue, elle n'a jamais
été exposée jusqu'à présent dans une description d'ensemble, et le seul travail qu'il nous reste à signaler est
celui de M. Brouardel sur l'endaortite aiguë secondaire
dans le cours de la variole et de l'infection purulente.

Mais ne semble-t-il pas, dès le premier coup d'œil,
que ces données, passées rapidement en revue, soient
complètement disparates, et n'est-ce pas le rapprochement qu'on a voulu en faire qu'on doit invoquer comme
la principale cause de l'obscurité qui règne encore
aujourd'hui sur la question ? De tous ces faits, les uns
ne comprennent en effet qu'une lésion portant presque
exclusivement sur la tunique interne, s'établissant à la
sourdine et n'éveillant pour ainsi dire aucun symptôme
propre ; d'autres, au contraire, (et le mémoire de
M. Leudet en fait foi), ont trait à une inflammation circonscrite et suppurative de la tunique externe n'ayant

donné lieu qu'à un ensemble de symptômes se rapprochant en tous points de l'infection purulente ; certains enfin nous montrent l'affection portant sur une grande étendue, présentant comme lésion apparente des altérations manifestes de la paroi vasculaire dans toute son épaisseur et accompagnés pendant la vie de symptômes que nous croyons suffisants pour le diagnostic. Ce sont ces faits, les plus fréquents du reste, que nous allons decrire sous le nom d'aortite aiguë, tout en essayant de séparer et d : rapporter à leur classe véritable les autres cas précédemment signalés et ne rentrant pas dans notre cadre.

ANATOMIE PATHOLOGIQUE.

Les lésions qui caractérisent l'inflammation aiguë de l'aorte s'étendent ordinairement sur une assez grande longueur du vaisseau, de sorte que, dans une observation, on pouvait les poursuivre jusqu'à la bifurcation de l'aorte abdominale. Même quand elles sont plus circonscrites, on les rencontre presque toujours dans toute la portion ascendante de la crosse. Les altérations y apparaissent avec des caractères d'autant plus marqués, tant à l'extérieur qu'à la surface interne, que l'on considère un point plus rapproché du cœur. Il ne se rencontre pas en effet ordinairement de processus inflammatoire aigu dans une partie de l'aorte autre que sa portion ascendante sans qu'il existe dans cette dernière à un degré encore plus prononcé. Aussi l'affection ne réclame-t-elle qu'une seule description, sans qu'on puisse établir de distinctions bien nettes suivant les parties affectées de l'artère.

Dans ces portions enflammées, la tunique externe est épaissie, comme lamelleuse sur tout le pourtour du vaisseau. On apprécie bien cette disposition en tiraillant avec une pince les couches les plus externes de cette tunique qui se soulève alors en feuillets réunis entre eux par des filaments de tissu cellulaire. Il existe de plus dans certains cas, surtout quand l'affection n'a pas marché avec une rapidité trop grande, une vascularisation très-marquée qui se dessine en arborisations plus ou moins fines sur la surface du vaisseau. Il peut même s'y rencontrer des ecchymoses qui se sont infiltrées entre les différentes couches de cette tunique externe, et sont comme la limite d'une congestion intense des couches superficielles. On a signalé aussi dans l'épaisseur de ces dernières des plaques molles, grisâtres, formées comme par une exsudation fibrineuse, et qui ne se sont pas rencontrées dans les différentes autopsies que nous ayons pu pratiquer.

C'est au voisinage du cul-de-sac péricardique, au-dessous de la séreuse, que ces lésions atteignent leur maximum de développement. Une telle disposition explique facilement les altérations qui peuvent se rencontrer dans le péricarde. Souvent en effet il existe des caractères manifestes de péricardite et leur mode de distribution montre bien le point de départ de cette inflammation toute secondaire. La lésion consiste le plus ordinairement dans la vascularisation de la séreuse et la présence de néo-membranes qui la tapissent au même niveau. Les vaisseaux existent alors presque uni-

quement au point de réflexion du péricarde, sur les
parties latérales de l'origine des vaisseaux et y dessi-
nent des arborisations très-fines et très-serrées. Une
autre preuve du début et de la date plus ancienne des
lésions en cet endroit, c'est l'existence de filaments
celluleux, parfaitement organisés, y unissant les deux
feuillets de la séreuse. En d'autres points au contraire,
à la surface externe du cœur, le plus souvent en avant
et un peu au-dessus de la pointe, on y retrouve des
fausses membranes blanchâtres, mollasses, et de formation récente. Il est facile de voir que la péricardite a
dû couver un certain temps et rester cantonnée en un
point précis et toujours constant avant de s'étendre à
une plus grande surface. Et le début peut marcher si
lentement, il peut s'établir d'une façon si obscure que
l'on trouve quelquefois imbriqués dans ces filaments
anciens des petites concrétions très-fines qui hérissent
le péricarde à ce niveau, le plus souvent au point qui
répond à la partie postérieure et droite de l'origine de
l'aorte (obs. IV). Ce n'est pas à dire que les lésions de
la péricardite ne puissent marcher plus rapidement et
paraître alors à peu près du même âge dans tous les
points de la séreuse. Mais ce n'est certainement pas
habituel. Il n'existe aussi dans tous les cas qu'un épanchement peu considérable.

La prédominance des lésions du péricarde au niveau
de ses parties supérieures d'une part, et d'autre part
les altérations de la tunique externe de l'aorte plus
marquées en ce point concourent à enserrer les filets
descendants du plexus cardiaque dans ces productions
d'origine inflammatoire. La propagation de l'inflamma-

tion à ces rameaux nerveux doit ainsi s'expliquer naturellement et a frappé depuis longtemps les observa-
teurs puisque Gintrac, en 1835, attribuait déjà à cette
propagation de l'inflammation de l'aorte aux branches
nerveuses qui l'entourent, la production de l'angine de
poitrine. Mais les efforts de démonstration en faveur
de cette opinion sont tout récents et dus à M. Peter,
qui a exposé dans sa clinique les faits qu'il avait à l'appui. Dans l'observation relatée à ce propos il signale
une dissociation des filets nerveux, un épaississement
considérable et irrégulier du névrilème en même temps
que la transformation en masse granuleuse, amorphe
de la myéline qui entoure le cylindre-axe.

C'est dans l'épaisseur de la tunique externe, ou à ses
limites avec la membrane moyenne qu'on a signalé
aussi dans quelques cas très-rares la présence de
petits foyers purulents qui s'étaient ouverts dans l'intérieur du vaisseau. Mais il est remarquable d'observer
qu'en même temps que cette lésion l'aorte ne présentait souvent aucune altération de voisinage. On a même
exprimé des doutes sur l'interprétation véritable de
quelques-unes de ces observations (art. *aortite*, dict.
Jaccoud), et une pareille altération ne s'est jamais présentée dans les faits qui ont fait le sujet de ce travail,
sans que l'on puisse rejeter pour cette raison la possibilité de leur existence.

La surface interne de l'aorte est le siége de désordres
encore plus profonds que ceux des couches superficielles. Elle est devenue irrégulière, inégale, à la suite
du développement de plaques nombreuses qui font relief dans l'intérieur du vaisseau. L'aspect macroscopique

de ces dépôts était déjà bien exposé par Bizot qui les a décrits comme une exsudation plus ou moins épaisse, d'apparence albumineuse et de la consistance d'une gelée bien prise. Aussi les connaît-on depuis cette époque sous le nom de plaques gélatineuses. Elles sont lisses, transparentes, quelquefois d'une couleur légèrement rosée ou opalescente. Décrites par quelques auteurs comme une lésion d'artérite chronique et une espèce particulière d'athérome (Lebert. Anat. path. générale, 1857), ils sont, au contraire, la caractéristique de l'endartérite aiguë. On n'en trouve que très-rarement la surface exulcérée vers le point le plus culminant de leur saillie. Les dimensions en sont très-variables, depuis celles d'une tête d'épingle jusqu'à la grandeur d'une pièce de 2 francs, et même davantage. Elles peuvent se réunir pour former alors des îlots de surface irrégulière, sillonnés de dépressions au point de réunion des plaques primitives. Vers leurs limites, la membrane interne participe un peu de leurs caractères en offrant une transparence tantôt rosée, tantôt incolore. Cette membrane interne est aussi comme chagrinée dans leur intervalle et c'est bien à tort, ainsi que le fait remarquer M. Ranvier, qu'on a attribué ce caractère à la chute de l'épithélium, puisque celle-ci est toujours complète, même dans l'artère la plus saine, vingt-quatre heures après la mort.

On rencontre encore ici la prédominance des lésions dans les premières portions du vaisseau. A mesure qu'on s'éloigne de son origine, les plaques gélatineuses diminuent et deviennent très-rares dans l'aorte abdominale. Elles peuvent siéger à l'orifice des gros vaisseaux qui naissent de la courbure de la crosse aortique et en rétrécir la lumière. Mais ces effets sont plus souvent produits par une lésion concomitante plus ancienne et d'un processus beaucoup plus lent que les plaques gélatineuses. On rencontre, en effet, toujours au milieu des lésions caractéristiques de l'inflammation aiguë, d'autres altérations préexistantes qui appartiennent en propre à l'athérome. Ce sont des îlots jaunâtres, légèrement saillants et d'une consistance beaucoup plus ferme. Quelquefois tout l'intervalle compris entre les plaques gélatineuses est comblé par ces productions anciennes qui peuvent même avoir subi la transformation calcaire, de sorte que l'aorte apparaît alors hérissée de plaques dures à bords saillants et rugueux, séparées par des bandes irrégulières où la membrane interne présente les caractères de l'inflammation aiguë. Quelquefois même les lésions anciennes se trouvent si confluentes qu'à la surface interne du vaisseau, on juge mal à l'œil nu des caractères aigus du dernier processus, et qu'il faut recourir pour une interprétation véritable à l'examen microscopique des parois, selon leur épaisseur (obs. III).

Au milieu de ces altérations les artères coronaires elles-mêmes subissent souvent quelques changements de calibre au niveau de leur embouchure. L'orifice en est tantôt rétréci, d'autres fois agrandi, et l'on peut voir, sur un même sujet, l'une d'elles être diminuée, tandis que l'autre est dilatée à son embouchure dans l'aorte (obs. V).

Pour apercevoir tous ces détails, il faut souvent débarrasser les parois du vaisseau d'un caillot noirâtre,

poisseux, qui les recouvre, mais sans s'étendre ordina
rement au-delà de la portion ascendante. Ce sont de
vrais caillots agoniques, bien éloignés d'obturer toute
la lumière du vaisseau, et qui par leur contact impriment alors à toute la surface interne une coloration
rouge plus ou moins foncée, qui ne se rapporte aucunement à l'inflammation, mais tient uniquement à l'imbibition cadavérique. La teinte n'est pourtant pas
uniforme et présente des marbrures, des taches plus
accusées qui en imposent pour des arborisations et une
vascularisation de la membrane interne. Mais ces dis-
positions trompeuses tiennent simplement au contact plus
ou moins intime du caillot avec la paroi du vaisseau, ou
plutôt encore à la facilité plus ou moins grande avec
laquelle les différentes parties de l'artère se sont imbi-
bées de la matière colorante du sang. C'est ainsi que,
dans l'endaortite secondaire des maladies infectieuses,
toute l'aorte est d'un rouge presque uniforme, sur
lequel les plaques gélatineuses tranchent par leur coloration plus foncée et presque noire, à cause de la facilité plus grande avec laquelle les éléments embryonnaires dont elles sont composées s'imprègnent de
matière colorante (Brouardel, *Arch. génér. de médecine*,
1874). Mais, malgré les anciennes recherches de Trousseau et Rigot, et quoique l'on refuse, depuis des travaux
plus récents, le caractère inflammatoire à la rougeur
qui persiste même après macération (Nauman), on reste
encore plus ou moins impressionné par cette coloration
de l'aorte. C'est ainsi que, dans les observations les plus
récentes, on trouve souvent dans la description anatomo-pathologique, que la surface interne de l'artère

était extrêmement injectée, rouge-framboisé, comme vascularisée. Une telle description admet implicitement dans ces faits le développement de vaisseaux. La question de leur présence dans l'épaisseur de la membrane interne est un point délicat qui demande au moins, pour sa constatation rigoureuse, une étude micrographique. On n'admet pas en tout cas leur existence d'une manière générale et, dans le petit nombre d'observations personnelles qui ont fait la base de ce travail, il ne s'en est pas rencontré. Ce n'est pas à dire qu'il ne puisse peut-être s'en former au niveau des plaques gélatineuses, vers leurs parties profondes, puisque M. Lancereaux en a constaté plusieurs fois la présence et admet ainsi la possibilité de la vascularisation de la tunique interne dans le cas de son inflammation aiguë (Société de biologie, 1863).

Une autre altération qui peut quelquefois se rencontrer, c'est la teinte ecchymotique et l'ecchymose véritable de la membrane interne (Lanceraux, *ibid.*). M. Lanceraux en a rapporté trois exemples très-nets, et la première observation de cette thèse en présente un nouveau fait. Mais une pareille lésion n'entraîne pas nécessairement avec elle l'idée de vascularisation de l'endartère. Il n'est pas douteux que dans l'aortite aiguë qui nous occupe, qui porte sur toute l'épaisseur des parois de l'artère, les vaisseaux des deux tuniques externe et moyenne ne soient plus nombreux et plus développés qu'à l'état normal. Leur paroi plus fragile se brise facilement, et si ce que l'on voit pour la tunique externe, où les ecchymoses sont plus fréquentes, se produit dans la couche la plus profonde de la membrane moyenne, le sang s'infiltre alors dans la tunique interne ou décolle sa face profonde et produit ainsi les taches ou dépôts sanguins apparents à la face interne de l'aorte.

On peut encore y rencontrer, surtout au niveau des plaques saillantes, une mince couche de fibrine qui s'est déposée pendant la vie et peut devenir la source d'accidents emboliques. Mais il est remarquable qu'avec des irrégularités quelquefois aussi prononcées que celles qui hérissent l'intérieur de l'aorte, on constate assez rarement la formation de ces caillots fibrineux.

Si on sectionne les parois de l'artère, elles paraissent notablement épaissies, et quand la coupe porte au niveau d'une plaque gélatineuse, celle-ci offre une section transparente, quelquefois un peu louche ou légèrement jaunâtre comme à sa surface extérieure. Les limites d'avec la membrane moyenne en sont du reste nettement tranchées. Cette dernière n'offre pas à l'œil nu d'altérations bien manifestes, en dehors de son épaississement, et il faut une étude plus attentive pour juger de ses lésions dont le microscope peut seul en faire voir toute l'étendue.

Une préparation portant au niveau d'une de ces plaques gélatineuses en montre d'abord facilement l'épaisseur et fait voir que si la séparation d'avec la tunique moyenne est encore aussi nette qu'à l'œil nu, l'épaississement de la tunique interne forme pourtant un relief régulier aux dépens des couches superficielles de la membrane élastique. L'exsudat présente, principalement vers ses limites extérieures, des petits amas de cellules embryonnaires arrondies formant des îlots irréguliers et le plus souvent allongés dans le sens du vaisseau. Mais la plaque saillante est surtout constituée dans sa masse par des cellules plates, fusiformes, couchées aussi selon la direction de l'artère et séparées çà et là par des cellules embryonnaires isolées. Sur toute l'étendue de cette coupe, il est impossible de trouver dans nos préparations aucune trace de vaisseaux. Enfin, dans les couches les plus profondes, on peut déjà rencontrer, en certains points, du tissu connectif embryonnaire en contact avec les limites adjacentes de la tunique moyenne, dans l'épaisseur de laquelle ce tissu peut même quelquefois se prolonger en y formant une petite pointe qui coupe perpendiculairement les fibres élastiques sur son passage.

La tunique moyenne est épaissie d'une manière notable et, dans l'intervalle de ses faisceaux élastiques, on y retrouve encore des îlots de cellules embryonnaires arrondies et beaucoup plus nombreuses qu'au niveau de la tunique interne. Les lames élastiques sont comme écartées à intervalles irréguliers par ces dépôts d'origine franchement inflammatoire. Ces éléments nouveaux forment des accumulations dirigées le plus souvent dans le sens du vaisseau, mais, en certains points, ils s'étendent pourtant transversalement en interrompant sur leur passage les bandes de fibres élastiques. On retrouve ici, dans l'épaisseur de la tunique, des vaisseaux qui deviennent d'autant plus nombreux qu'on s'approche davantage de la tunique externe. Langhans avait déjà signalé les altérations, surtout l'épaississement de la tunique moyenne, mais en rattachant ce processus à l'athérome. M. Hayem (1868, Archiv. de physiologie), signalé aussi sur un tronc basilaire oblitéré par un caillot et consécutivement enflammé, l'épaississement de la tunique moyenne, épaississement dû, dans ce fait, à une prolifération des éléments musculaires, et invoque cette lésion comme une preuve frappante de l'activité du processus et de son extension aux trois tuniques artérielles. C'est cette étendue du travail inflammatoire à toute l'épaisseur des parois de l'aorte que l'on doit considérer comme importante et qui rend compte d'autres lésions secondaires, telles que la dilatation régulière du vaisseau, comme nous le verrons tout à l'heure.

La tunique externe présente aussi dans toute son épaisseur des caractères d'inflammation très-marqués. On y rencontre aussi des cellules embryonnaires disséminées en îlots irréguliers au travers de faisceaux de tissu connectif. Mais, ici encore, moins pourtant que dans l'épaisseur de la tunique interne, elles offrent une grande tendance à l'organisation et à la formation de tissu embryonnaire. Avec le développement des vaisseaux sanguins, ce sont les lésions le plus facilement appréciables que l'on puisse rencontrer.

On comprend, après cet aperçu, que le vaisseau soit rendu plus friable et moins élastique, tellement qu'il se déchire quelquefois sur tout son pourtour, sous une traction relativement peu énergique (obs. IV), et l'étendue de ce défaut de résistance explique la dilatation en masse globuleuse ou fusiforme que présente toujours la portion enflammée du vaisseau quand la terminaison funeste n'a pas été trop rapide. C'est parce que la perte d'élasticité s'établit d'une façon sensiblement égale dans tous les points de la portion enflammée qu'on observe la dilatation régulière de cette partie, sans formation de poche anévrysmale. Les conditions sont ici bien différentes, en effet, de ce qui se passe dans l'athérome où l'on peut voir un îlot, pour peu qu'il s'accroisse en épaisseur, user peu à peu la tunique moyenne et détruire en un seul point, quelquefois très-circonscrit, la solidité de l'artère. Le sang épuise alors sur ce point un effort bien plus efficace, d'autant que les parties voisines encore intactes conservent aussi, dans ces cas, la tension du sang à son taux normal dans l'intérieur de l'artère. Pourtant, dans la dilatation aortique qui résulte de l'inflammation aiguë du vaisseau, on peut voir de petites ampoules secondaires germer sur le fuseau principal. Mais on retrouve encore à leur niveau les trois tuniques artérielles dont l'épaisseur est alors moins grande, il est vrai, que dans les autres points. Si, dans ces cas, l'affection avait eu une durée plus longue, peut-être se serait-il formé une poche véritable à ce niveau ; le fait n'en serait pas moins exceptionnel, soit pour les raisons que l'on a vues plus haut, soit parce que la terminaison fatale se fait trop peu attendre.

La dilatation aortique est d'une étendue variable et peut atteindre quelquefois des dimensions très-grandes; c'est ainsi que dans le point le plus large l'artère avait acquis une fois plus de vingt centimètres de circonférence (obs. V). Ses chiffres extrêmes sont ordinairement de neuf à vingt-un centimètres de tour. Cette dilatation fusiforme cesse assez brusquement vers la limite de la crosse de l'aorte et le calibre de l'artère reprend alors ses dimensions normales ; ou, d'autres fois, il reste

encore dilaté, mais d'une façon régulière à partir de ce
point. Le développement de calibre du vaisseau à son
origine produit alors, dans quelques cas, par effet mécanique, une insuffisance des valvules aortiques, en agis-
sant peu à peu sur l'anneau fibreux qui les supporte.
Il est remarquable, en effet, qu'avec des lésions aussi
prononcées du côté de l'aorte, on puisse trouver des
valvules sigmoïdes relativement très-saines, tout au
plus légèrement jaunâtres ou un peu moins flexibles.
Cette insuffisance secondaire sans lésions valvulaires
n'est pas encore admise d'une façon générale, mais elle
a paru bien manifeste dans quelques observations. Il
est vrai de dire que ce n'est pas l'ordinaire, et qué si l'on
trouve souvent liée à l'aortite une insuffisance aortique,
c'est par le fait d'une altération valvulaire préexistant
à l'affection du vaisseau. Mais ces lésions primitives ou
secondaires de l'orifice aortique et de ses valvules n'existent pas nécessairement dans tous les cas.

Ce que l'on rencontre toujours à un degré quelquefois
très-considérable, c'est l'hypertrophie du cœur. L'augmentation de volume affecte presque exclusivement le
ventricule gauche, qui s'accroît non-seulement en épaisseur, mais aussi en capacité.

En se développant outre mesure, il empiète même sur
le ventricule droit dont il diminue les dimensions. Le
poids de l'organe vide de sang peut atteindre près de
900 grammes dans ces circonstances, et l'épaisseur de
ses parois mesurées près de l'orifice mitrale acquiert
alors plus de trois centimètres. La consistance en est
très-ferme, élastique, sans altérations de la fibre musculaire.

Ce sont les seules lésions que l'on rencontre dans l'aortite pure ; mais elle peut venir compliquer les affections du cœur, et il se trouve alors à l'autopsie des lésions valvulaires. Celles de l'orifice aortique qui sont, du reste, dans ces circonstances les plus fréquentes ont déjà été signalées.

Enfin, il existe souvent encore d'autres lésions secondaires. C'est ainsi que dans les cas d'embolies on retrouve les foyers d'infarctus dans les différents organes où ils peuvent se produire. Les plus fréquents, sans contredit, sont ceux du parenchyme pulmonaire et si leur situation est voisine de la surface pleurale, il n'est pas rare alors de les voir entraîner à leur suite une pleurésie ordinairement assez circonscrite.

Mais la séreuse peut aussi s'enflammer en dehors de ces circonstances sans aucune lésion pulmonaire. Peut être alors est-il permis de dire dans quelques cas que la pleurésie s'est établie par voisinage, comme il nous a semblé dans un fait où la lésion était circonscrite en avant à une portion de la plèvre gauche, en y formant un foyer accolé au péricarde et postérieur au développement d'une péricardite assez intense.

ETIOLOGIE.

Il existe pour l'aortite aiguë, comme pour toute autre affection, des causes prédisposantes et des causes occasionnelles. Comme l'étude des lésions montre que cette maladie ne se développe jamais, pour ainsi dire, sans l'existence préalable d'altérations athéromateuses qu

paraissent jouer le rôle d'épine, on pourrait énoncer
d'une manière générale que toutes les circonstances qui
favorisent la naissance de l'athérome ont une influence
sur le développement possible d'une aortite aiguë. Mais
ce serait donner un aperçu trop bref de la question qui
demande plus de détails.

Dans l'étude de tous les faits qui président à la naissance de l'affection, il faut d'abord tenir un grand compte de l'âge. Tandis que l'athérome, conséquence de
l'aortite chronique, s'accentue davantage à mesure qu'on
approche de la vieillesse, il est facile de remarquer en
consultant les observations, que le processus aigu diminue de fréquence passé un certain âge. C'est entre vingt-
cinq et cinquante ans qu'il se rencontre le plus ordinairement, tandis qu'il devient beaucoup plus rare dans les
années suivantes. Mais puisque l'athérome, auquel on
accorde l'importance étiologique la plus grande, augmente à mesure qu'on avance dans la vie, comment les
mêmes conditions n'existent-elle pas pour l'aortite
aiguë? Cette contradiction apparente s'explique facilement en réfléchissant que c'est l'athérome précoce qui
est surtout capable d'exciter dans les parois de l'aorte
un travail inflammatoire plus aigu. Chez le vieillard, la
lenteur avec laquelle se font les transformations et le peu
de réaction qu'elles entraînent, font comprendre comment des lésions athéromateuses quelquefois fort étendues, restent compétement silencieuses et ne provoquent
aucun travail inflammatoire de voisinage.

A l'influence des altérations chroniques de la paroi
artérielle se rattache aussi le rôle que jouent les différentes diathèses. Le rhumatisme exerce ici une influ-

ence peut-être moins considérable qu'on ne pourrait le supposer. Il affecte en effet plus souvent le cœur et en particulier l'orifice mitrale avec sa valvule que les vaisseaux ou l'orifice aortique. Son action est pourtant indéniable et sera mise en lumière par plusieurs faits cités à l'appui (Obs. I, IX, X, XI). Mais on rencontre peut-être encore plus fréquemment, comme principale cause éloignée, l'alcoolisme. Sur onze observations à l'appui de ce travail, le rhumatisme n'est noté que 5 fois, tandis que l'alcoolisme se rencontre dans tous les autres exemples.

La goutte vient immédiatement après, comme importance : Stokes avait déjà signalé le fait à propos du diagnostic de l'anévrysme de l'aorte. On doit peut-être attribuer à ces deux dernières causes l'influence que paraît exercer le sexe sur le développement de cette affection. Elle se rencontre en effet beaucoup plus fréquemment chez l'homme. Tous les auteurs tombent d'accord sur ce point et Gemina parait avoir émis une opinion isolée, en soutenant que l'aortite aiguë se développe plus souvent chez la femme.

Quelques auteurs ont accordé une certaine influence à l'infection syphilitique : cette opinion mérite d'être discutée, bien que jusqu'ici, elle ne repose pas sur des faits absolument hors de conteste. D'autres causes plus obscures encore jouent peut-être un rôle. Ainsi, l'introduction de poisons morbides dans le sang, la répercussion d'un exanthème, la suppression d'écoulements habituels, et beaucoup d'autres circonstances aussi hypothétiques, ont été regardées comme capables d'expliquer l'origine de l'aortite. Elle se serait aussi rencontrée

assez souvent dans le cours de la tuberculose pulmonaire ; mais c'était à une époque où l'on avait pas encore
d'idées bien précises sur les caractères de l'inflammation
des vaisseaux ; d'ailleurs il ne faut pas oublier que la
tuberculose pulmonaire et la pneumonie caséeuse succè-
dent assez fréquemment aux affections de l'aorte.

Il faut discuter avec plus de soin la valeur étiologique des fièvres graves, de la variole, de l'infection purulente. Le développement relativement fréquent dans
le cours de ces affections d'une inflammation de l'aorte
est parfaitement démontré. Mais le travail inflammatoire se limite alors d'une manière exclusive à quelques
points de la membrane interne. Dans certains cas seulement, dit M. Brouardel (Arch. gén. de médecine 1876,
T. II, p. 641), la membrane externe y participe, mais
dans une étendue correspondant uniquement à la plaque d'endaortite. Ces exemples d'inflammation partielle
et très-limitée ne peuvent entrer en ligne de compte
dans l'étude de l'aortite aiguë véritable, attaquant toute
'épaisseur des parois du vaisseau.

La prédisposition à cette affection, que signale Hinterberger, pour les femmes grosses et récemment accou-
chées se rapproche peut-être de l'influence qui vient
d'être discutée pour l'infection purulente. Il en est de
même pour cette forme, de la plus mauvais espèce,
comme dit Normann Chevers en la signalant, et qui
se déclare dans le rhumatisme aigu grave avec épanchement de pus dans les articulations et que Stokes appelle arthrite purulente.

L'aortite de propagation, par voisinage d'un foyer
inflammatoire, nous paraît aussi en dehors du sujet.

Quand elle existe dans ces circonstances, elle reste alors toute locale et n'attaque même ordinairement que la couche la plus superficielle du vaisseau. La résistance des parois de l'aorte au travail inflammatoire dans de telles conditions est en effet très-remarquable, et l'on peut voir la tunique externe du vaisseau, adhérente et confondue avec les tissus voisins, sans que la paroi ait subi la moindre altération à ce niveau. Il se passe en tout cas dans ces faits un travail exclusivement local et n'éveillant aucun symptôme particulier.

A propos du mode pathogénique de l'aortite, par propagation inflammatoire, on a signalé aussi l'influence des pleurésies, des pneumonies de voisinage. Si un foyer inflammatoire immédiatement en contact avec l'aorte ne réussit pas ordinairement à enflammer le vaisseau, et borne en tout cas son action à un point très-circonscrit, comment s'expliquer le développement d'une aortite de voisinage dans le cours d'une pneumonie ou d'une pleurésie. On a probablement confondu dans ces cas l'effet avec la cause et pris comme origine de l'aortite ce qui n'en était que la conséquence. L'étude des symptômes montrera en effet que la pleurésie n'est pas rare dans le cours de cette affection, et que des infarctus pulmonaires peuvent donner naissance à des signes de pneumonie. Mais pourtant de ce qu'un fait paraît rare et difficile à expliquer, il n'en faut pas conclure qu'il ne puisse exister.

La confusion entre l'effet et la cause a peut-être, encore été plus fréquente à propos de la péricardite qu'on a invoquée comme origine de l'aortite.

Il est ordinairement facile de se rendre compte de la

nature secondaire de cette complication quand elle existe ; souvent, en effet, elle s'est trouvée précédée pendant un temps assez long, par les symptômes de l'affection aortique et l'on a pu en saisir le début assez nettement par l'étude attentive et journalière des symptômes. Cependant il se pourrait que, dans certains cas, les faits soient intervertis et que le premier processus soit né dans le péricarde.

La question de propagation de l'endocardite aiguë à l'aorte paraît mieux établie, et le fait s'observe d'une ma-nière incontestable, surtout dans le rhumatisme (obs. IX). Mais une telle pathogénie n'est pas la plus fréquente et sa rareté pouvait être prévue en réfléchissant à la prédominance de l'alcoolisme sur le rhumatisme au point de vue étiologique,

L'aortite s'établit beaucoup plus souvent, alors qu'il existe une lésion déjà ancienne de l'endocarde qui tapisse les valvules, et l'on ne peut chercher dans ce cas, l'explication de son développement dans la propagation d'un processus inflammatoire, déjà éteint depuis longtemps.

Mais la lésion valvulaire portant presque toujours dans ces circonstances sur les replis sigmoïdes de l'aorte dont elle amène l'insuffisance, peut jouer alors le rôle de cause éloignée en augmentant l'action du cœur et la force d'impulsion du sang dans l'aorte.

Le vaisseau est alors soumis à des alternatives de pression beaucoup plus considérables. Dans ces circonstances, pour peu qu'il se soit formé des îlots d'athérome, la tendance au passage à l'état aigu de ce travail inflammatoire doit en être augmentée, à cause de ces changements dans les conditions de vitalité des parois du vaisseau. C'est ainsi que l'on peut comprendre l'influence de l'hypertrophie du cœur, que signale Hinterberger sur le développement de l'aortite. En tout cas l'augmentation de volume de cet organe est encore ici, bien plus souvent l'effet que la cause de l'affection.

Comme conditions étiologiques éloignées, il existe encore certains états pathologiques dans le cours desquels elle paraît se déclarer avec plus de facilité. C'est ainsi qu'on en a signalé plusieurs exemples dans le cours de la maladie de Bright, et Duroziez en rapporte une observation à propos des bruits morbides au niveau du 2e espace intercostal gauche (Gaz. médicale 77).

On a voulu aussi faire jouer un rôle pathogénique à l'existence de lésions nerveuses. Tout récemment, Giovanni, réfléchissant, dit-il, aux conditions de développement de l'artérite et à ce fait que cette altération se produit souvent chez des sujets jeunes, s'est demandé si la lésion des vaso-moteurs ne pourrait produire des troubles nutritifs des artères, de même que la lésion des vaso-moteurs des reins, des glandes salivaires... altére la fonction et la nutrition de ces organes. A l'appui de cette idée, et comme démonstration expérimentale, il a coupé sur deux chiens, à plusieurs jours de distance, quatre branches du sympathique thoracique. Après un certain temps, ayant sacrifié l'animal, il a trouvé dans l'intérieur de l'aorte thoracique des taches jaunes et des incrustations. En incisant quelques-unes de ces taches, on voyait que chacune d'elles correspondait à une petite cavité, pleine d'un détritus granuleux formé de graisse et de cellules. Ces expériences ne sont pas très-rigoureuses et il n'est rien moins que prouvé que les altérations aient succédé dans ce cas, à la section du grand sympathique. Mais, en admettant même avec l'auteur qu'elles se soient établies sous cette influence, elles n'ont aucun caractère d'altération aiguë et ne pourraient tout au plus agir à leur tour que comme cause prédisposante d'aortite.

On ne peut donc accorder jusqu'ici de valeur pathogénique réelle et indiscutable qu'à l'acoolisme, à la goutte et ensuite au rhumatisme, auquel se rattache le mode d'origine de l'affection par propagation d'une endocardite

Les causes efficientes qui font éclater la maladie sur un terrain prédisposé sont très-obscures. On a signalé l'influence du froid, d'un grande fatigue, du traumatisme. De même que celui-ci révèle quelquefois l'existence d'une affection du cœur qui ne s'est traduit au dehors que sous cette influence, de même dans quelques faits, les violences ont paru jouer un certain rôle dans l'apparition des symptômes qui ont annoncé l'aortite. Aussi avec la fatigue et les refroidissements, les violences extérieures sont-elles les causes occasionnelle dont l'influence est le mieux établie.

SYMPTOMATOLOGIE.

Un homme ordinairement dans l'âge moyen de la vie accuse tout à coup une oppression extrême avec angoisse précordiale. Ces attaques se répètent bientôt, pour laisser dans leur intervalle une dyspnée continue rendant tout travail impossible. Ces troubles se sont établis rapidement, après quelques palpitations qui inquiétaient d'autant moins le malade qu'il n'avait jamais souffert du cœur.

L'apparence extérieure du patient est caractéristique. Son teint est plombé, comme terreux, ou quelquefois d'une pâleur de cire. Ses artères sont soulevées énergiquement à chaque battement du cœur. Le pouls dépressible et régulier, mais nullement comparable, suivant que l'on explore l'artère radiale droite ou gauche, retombe brusquement sous le doigt.

En aucun point, il n'existe d'œdème. Les battements du cœur sont énergiques et sourds, un peu étouffés, sans mélange de souffle ; mais plus haut, l'oreille perçoit sur le trajet de l'aorte, tantôt un double murmure tantôt un souffle unique systolique, sans rudesse, et se prolongeant le long du vaisseau. On peut même n'y percevoir qu'une altération de timbre.

Plus tard, l'anxiété continue avec redoublements terribles et sensation de brûlure, de déchirure rétro-sternale d'une extrême violence. La poitrine est comme enserrée par une griffe de fer au niveau de la poignée du sternum, et au milieu d'un de ces accès, parfois même dans leur intervalle, le malade meurt subitement.

Tel est le tableau succinct d'une aortite à marche rapide : il nous faut maintenant en examiner les détails, et passer en revue les variations que peuvent présenter les symptômes, soit dans leur enchaînement, soit en eux-mêmes.

Le début de l'affection est souvent insidieux. Le plus ordinairement il s'annonce par des palpitations, d'abord très-légères, qui deviennent peu à peu plus intenses. D'autres fois, c'est un accès subit d'oppression au milieu du travail, ou après une fatigue qui marque le commencement de la maladie. Cet accès est même dépeint ordinairement comme un sentiment d'angoisse, une sensation de constriction rétro-sternale pénible plutôt que sous les traits d'une gêne véritable de la respiration. Une telle forme de début est donc un véritable accès avorté d'angine de poitrine, accès qui peut être d'emblée beaucoup plus sévère et s'accompagner alors de ses irradiations douloureuses multiples. Le malade, qui le plus souvent n'avait jamais rien éprouvé du côté du cœur, fait peu d'attention d'abord à ces troubles passagers. Mais ils se répètent bientôt, en devenant plus rapprochés, jusqu'à ce que toute occupation soit rendue impossible, et c'est seulement alors que l'on vient réclamer des secours.

D'autres fois, mais beaucoup plus rarement, l'affection s'annonce par un certain malaise, de l'anxiété et un peu de dyspnée sans douleur thoracique, du moins bien appréciable. Ce début qui ne s'est présenté à nous qu'une seule fois (obs. VIII), paraît comporter avec lui une gravité plus grande.

Jamais il n'y a de fièvre, et l'on ne peut s'empêcher de remarquer cette apyrexie complète dans une affection à laquelle on avait autrefois imputé une grande classe d'états fébriles dont on ignorait la nature véritable. Corrigan, dans son article sur l'aortite comme cause de l'angine de poitrine, signale le premier l'absence complète de fièvre, à l'encontre de tous les auteurs qui l'avaient précédé et avaient abordé la question.

Comme explication de cette apyrexie, il avance qu'on ne peut s'en étonner, quand on voit journellement des inflammations étendues d'organes thoraciques exister sans éveiller la moindre réaction fébrile. Cette explication n'est pas très-claire, et l'on doit plutôt rechercher la raison de cette apyrexie dans le mode de nutrition des parois de l'aorte.

Plus la fonction nutritive est languissante dans nos tissus, moins la réaction est vive quand ils viennent à s'enflammer. La cornée, les cartilages, excitent-ils de la fièvre chaque fois qu'ils subissent un processus inflammatoire quelconque? Pourquoi dès lors s'étonner du peu de réaction que provoque l'inflammation aiguë de l'aorte quand ses parois ont une vitalité si obscure.

Si dans un cas (obs. II) il est noté, comme mode de début, une grande prostration avec sueurs, peau chaude, en un mot avec fièvre assez vive, c'est qu'alors l'aortite se traduisait d'emblée par les symptômes d'une phlegmasie intercurrente qui est une véritable complication, par la péricardite. Mais celle-ci s'observe ordinairement d'une façon plus tardive, comme nous le verrons tout à l'heure. Aussi ce mode de début n'est pas le plus fréquent et l'affection s'annonce ordinairement, comme on l'a déjà vu, soit par des palpitations, soit par un sentiment d'angoisse subite avec constriction rétrosternale.

On peut encore voir l'aortite s'établir brusquement dans le cours d'un endocardite rhumatismale, et il n'est pas étonnant de se trouver aussi dans ce cas en face d'un début avec fièvre.

L'extension de l'inflammation de l'endocarde à l'aorte s'annonce encore très-nettement dans ces circonstances, et se marque d'une façon précise.

Le malade qui souffrait d'une oppression légère dans le cours de son endocardite, ordinairement assez intense dans ces exemples de propagation, voit sa dyspnée augmenter tout à coup, en même temps qu'elle s'accompagne d'une douleur térébrante comparée, dans un de ces cas (obs. IX), à la sensation d'une vrille s'enfonçant dans les tissus. Le cœur est comme affolé par cette extension inflammatoire. Il bat énergiquement d'une façon tumultueuse et augmente encore d'autant la dyspnée. Puis ses battements deviennent un peu plus calmes, et l'aortite suit son cours.

Cependant, dans quelques cas, au milieu d'un rhumatisme, une aortite peut s'établir d'une façon insidieuse, et le premier symptôme n'est fourni alors que par l'auscultation qui révèle des souffles de l'aorte.

Nous n'avons eu connaissance que d'un fait de ce genre dont l'observation n'a malheureusement pu être prise.

Entrons maintenant dans le détail des différents symptômes, après avoir esquissé le tableau général de la maladie et son mode d'invasion.

Le *facies* du malade est pâle, avons-nous dit, quelquefois un peu terreux. Il se rapproche de celui qui accompa-

gne l'insuffisance aortique et le dépasse même souvent
en intensité.

La cause est, du reste, identique dans les deux affections, et tient à la pauvreté de la circulation périphéri-
que et à l'absence de stase veineuse.

Cette teinte, cet aspect tout particulier du malade
appartenant aux affections aortiques, en général, ne
doit donc pas avoir dans l'espèce une importance autrement considérable. La valeur qu'on peut lui attribuer
tient à ce qu'elle attire de suite l'attention sur l'état de
l'aorte.

Il en est de même des *battements des artères* qui s'observent surtout à la base du cou, et qui se traduisent à la
radiale par les caractères du pouls de Corrigan. Si le
doigt veut mesurer la force de l'impulsion qui se voit à
l'œil nu dans la région sus-claviculaire, il remarque
souvent alors, qu'à droite on arrive bien plus facilement
que du côté gauche, sur l'artère sous-clavière, source
du soulèvement à ce niveau. C'est que l'origine de cette
artère est remontée, pour peu que l'affection ait duré un
certain temps, grâce à la dilatation qu'a subie l'aorte
au niveau de la crosse. Comme le maximum de la dilatation se trouve ordinairement à la naissance de la courbure et ne se poursuit pas, du moins d'une manière
aussi marquée, jusqu'au point d'émergence des vaisseaux du côté gauche, il s'en suit naturellement que la
sous-clavière est accessible au doigt surtout à droite. La
position plus superficielle de ces artères dans le cas de
dilatation aortique a été le sujet d'un mémoire de M.
Laboulbène communiqué à l'Académie de médecine en
1874 et d'un travail de M. A. Faure dans le premier nu-

méro des *Archives* de la même année. On a signalé aussi l'existence de ce signe dans les anévrysmes de la crosse et c'est encore un point qui les rapproche de l'aortite. Il tient en tout cas dans ces différents faits à la même cause, au rapprochement des limites supérieures de la crosse aortique et de la fourchette du sternum.

Quant à l'impulsion vive des artères, et au frémissement que le doigt peut sentir sur leur trajet, il est souvent possible de rapporter une partie de ce phénomène à l'insuffisance des valvules sigmoïdes qui accompagne assez fréquemment l'aortite, et à l'hypertrophie cardiaque qui accroît l'énergie de la contraction ventriculaire. Mais cette affection entre aussi pour une large part dans la production de tels caractères en diminuant la tension artérielle par la perte d'élasticité des parois de l'aorte. Aussi les rencontre-t-on même sans aucune altération de l'orifice du vaisseau (obs. II), quoiqu'ils soient à la vérité moins accentués dans ces cas.

L'impulsion vive de la radiale est, du reste, plus ou moins marquée suivant le degré de réaction qu'a fournie le cœur en présence de la lésion aortique, et suivant la marche de l'affection. Quand elle s'établit assez brusquement et procède d'une manière rapide, les caractères du pouls de Corrigan sont beaucoup moins accusés (obs. II).

Le tracé sphymographique reproduit bien la sensation du doigt en donnant une ligne d'ascension droite, brusque, terminée par une pointe et un léger crochet suivi d'un plateau. et d'une ligne à descente rapide. C'est, en un mot, un tracé caractéristique d'insuffisance aortique avec athérome. Mais nous avons déjà vu que ces signes pouvaient exister sans elle, tout en restant alors moins prononcés.

Quelquefois, dans des circonstances identiques en apparence, mais de date plus ancienne, on n'obtient comme tracé qu'une ligne ondulée, à oscillations larges, sans pointe ni crochet (observ. IV). La jonction des deux lignes d'ascension et de descente s'est alors arrondie.

Le sphygmographe, comme le doigt, permet aussi de constater le plus souvent une inégalité quelquefois très-marquée des deux pouls, imputable au boursouflement de la tunique interne au niveau de l'origine des vaisseaux qui naissent de la crosse de l'aorte. Mais on a vu dans l'étude des lésions que la cause de ce rétrécissement était plus souvent due à l'athérome, c'est-à-dire aux lésions chroniques qu'au processus aigu. M. le Dr Hanot, après avoir signalé ce symptôme dans une observation intéressante d'aortite (Bulletin de la Société anatomique, année 1874, deuxième fascicule), y insiste surtout dans son excellent mémoire sur le rapport entre l'anévrysme de la crosse de l'aorte et la pneumonie caséeuse.

Dans tous les cas d'aortite qu'il a pu observer, cette inégalité s'expliquait par l'oblitération plus ou moins complète sous l'influence du travail inflammatoire, de l'embouchure soit du tronc brachio-céphalique, soit de la sous-clavière gauche. Par là encore, ajoute-t-il, l'aortite avec ou sans dilatation exagérée du vaisseau, rapproche sa symptomatologie de celle de l'anévrysme de l'aorte.

Voici donc encore un signe qui concourt à la confusion qu'on fait si souvent de ces deux affections.

Il ressort de l'absence de fièvre que le pouls est peu fréquent, ses pulsations n'allant guère au-delà de 70 à 80 par minutes. Pendant les accès douloureux, le chiffre est souvent dépassé quelquefois même de beaucoup, mais cette augmentation tient uniquement aux désordres nerveux et ne s'accompagne pas de chaleur fébrile; alors le pouls perd en même temps son amplitude pour devenir petit et misérable.

La respiration ne présente d'abord aucun trouble en dehors des accès d'oppression. Même quand la dyspnée s'est établie d'une manière permanente, le nombre des mouvements respiratoires est relativement peu augmenté, variant de 28 à 36 par minute. Il s'élève encore un peu dans le. cours des attaques angineuses, mais c'est surtout le mode respiratoire qui présente alors des altérations. L'inspiration est énergique, laborieuse, comme si un obstacle que les malades rapportent à la partie supérieure du sternum empêchait l'entrée de l'air. A l'auscultation, on trouve encore dans ces moments un murmure vésiculaire ample et sans râles. Pendant le cours de l'affection, ces caractères peuvent changer, il est vrai, mais c'est qu'alors il est survenu quelques complications portant sur le système pulmonaire ou retentissant sur lui d'un manière immédiate. Leur étude reviendra naturellement dans l'exposé de la marche de la maladie.

Mais le malade appelle de lui-même l'attention sur le symptôme principal qui va servir de guide pour aller à la recherche de l'affection dont il est atteint.

C'est une sensation permanente de poids, de lourdeur rétrosternale, occupant aussi quelquefois la région précordiale. D'autres fois encore, cette sensation pénible siége à l'épigastre, ou d'une façon plus générale à la base de la poitrine, Elle est accompagnée par la dyspnée qui s'est accusée peu à peu au point de rendre maintenant impossible toute occupation un peu active. Sur cette dyspnée constante, mais supportable, pourvu que le malade reste dans l'immobilité, viennent se greffer ce qu'il appelle ses attaques. Le plus souvent, la nuit, sans cause connue, mais quelquefois aussi le jour, éclate une oppression terrible. La sensation de gêne qu'éprouvait le malade se change en un sentiment de brûlure rétrosternale ou de déchirure horrible avec angoisse inexprimable, sueurs froides et sensation de mort imminente. Ces douleurs occupent quelquefois l'épigastre ou la partie inférieure du sternum, mais le plus souvent elles ont pour siége la partie supérieure de cet os. On peut les voir se limiter à cette zone pendant toute la durée de l'affection, mais ordinairement on observe des irradiations vers les côtés, le plus fréquemment vers l'épaule gauche, avec prolongement dans le bras, quelquefois même jusqu'à la main où il n'occupe souvent alors que l'annulaire et le petit doigt.

D'autres fois, la sensation siége à la partie supérieure des deux bras et ces deux foyers douloureux sont réunis pas une barre transversale qui les rejoint en occupant la région antéro-supérieure du thorax.

On peut voir, dans le cours de l'accès, cette douleur se déplacer sans devenir moins intense. C'est ainsi que dans l'observation VIII nous avons vu la sensation pénible déchirante qui occupait la partie supérieure du sternum et le bras droit, abandonner tout à coup ces points pour se porter dans la région du foie et à toute la partie supérieure de l'abdomen.

Cette description a sans doute déjà fait remarquer que les crises ressemblent en tout point à un accès d'angine de poitrine. Elles peuvent en offrir toutes les variétés d'intensité, de durée et d'irradiations. Aussi n'insistons-nous pas davantage sur un sujet qui suffirait en lui-même à une longue étude.

On a voulu établir une différence entre ces accès douloureux survenant dans l'aortite et les accès d'angine de poitrine, sous la dépendance d'une autre cause. La différence est si difficile à saisir, s'il en existe quelqu'une, que nous renonçons à vouloir l'établir. Ce qui présente sans conteste un caractère particulier dans l'aortite, c'est la manière d'être de ces accès qui n'éclatent pas subitement, sans signes précurseurs, au milieu d'une santé parfaite, mais qui viennent se surajouter tout à coup à une dyspnée gênante, à un sentiment de poids permanent dans la région rétro-sternale. Mais, quant à trouver des caractères particuliers dans l'accès en lui-même, c'est une tâche bien difficile.

L'angine de poitrine joue donc un grand rôle dans l'ensemble symptomatique et l'on ne peut trouver de fait où elle ne se soit présentée. Aussi avons-nons étudié pour ce travail plusieurs observations dans des travaux antérieurs relatifs à cette affection. Il est vrai que quelquefois les accès étaient uniquement constitués par un redoublemet subit de la douleur rétro-sternale avec angoisse précordiale et anxiété très-vive,

sans qu'on pût remarquer pendant toute la durée de
la maladie aucune irradiation en dehors de la région
sternale. Mais, comme l'a fait voir M. Chatelain (Thèse
de Paris, 1874), de ces douleurs rétro-sternales avec
douleurs de l'angine de poitrine il n'y a qu'une différence de degré. Aussi est-il impossible de dire où finit
la douleur de l'aortite et où commence l'angine de
poitrine.

Les malades accusent encore souvent d'eux-mêmes
un symptôme qui nous paraît pathognomonique par
son siége et par sa nature; c'est une sensation de brûlure très-pénible. Elle s'étend quelquefois dans le dos,
le long de la colonne vertébrale, mais son siége le plus
fréquent et le point où elle atteint son summum d'intensité est encore la région rétro-sternale. Revenant
quelquefois seulement avec les accès douloureux, elle
s'établit dans certains cas d'une manière permanente.
On peut la voir alors déborder le sternum, empiéter sur
la région costale et s'étendre à toute la région antérieure du thorax, à droite aussi bien qu'à gauche. Dans
l'observation I, cette sensation pénible était prononcée
au plus haut point et paraissait avoir une influence sur
l'état mental singulier dans lequel était tombé le malade. On ne pouvait le soulager que par l'application
constante d'un ballon rempli de glace qu'il promenait
sur tous les points de la région antérieure de la poitrine.
Avec cette sensation de brûlure intense, la soif n'était
pas vive et la température ne s'était pas élevée.

A propos de la douleur rétro-sternale et de la sensation de brûlure, de déchirure intense éprouvée par le
malade, les anciennes descriptions nous peignaient ces

symptômes pénibles augmentés à chaque pulsation de l'aorte. On insistait en même temps sur un sentiment d'impulsions, de battements énergiques que le malade éprouvait le long du trajet de l'artère; il la comparait à une impression de choc, à des coups de marteau ressentis derrière le sternum et jusque dans le dos (Bamberger). Le phénomène de l'exagération des battements aortiques appartient beaucoup plus à d'autres affections, souvent purement nerveuses. Quant à l'augmentation de la douleur rétro-sternale à chaque pulsation de l'aorte, aucun des malades qu'il nous a été donné d'observer n'a accusé ce symptôme.

Les signes douloureux permanents qui jouent un si grand rôle dans l'existence de l'aortite ne paraissent pas influencés par la pression sur le thorax. Celle-ci peut au contraire rappeler les accès, comme on sait qu'il arrive pour l'angine de poitrine. Dans sa clinique M. Peter en cite une observation remarquable.

Cette existence de la douleur dans l'aortite, avec sensation constante et très-pénible de poids, de brûlure rétro-sternale et oppression subite angoissante est, de tous les signes que nous ayons déjà donnés, le seul qui soit vraiment caractéristique de l'affection. Les accès deviennent de plus en plus fréquents et finissent par éclater plusieurs fois le jour aussi bien que dans la nuit, plus souvent après l'ingestion de quelques aliments, ou sans cause connue. Le malade ne peut alors garder, même un instant, la position horizontale, ni se livrer au sommeil. Il est même souvent forcé de quitter subitement le lit et de reposer sur un fauteuil.

Il n'est pas rare alors de voir un peu d'œdème apparaître autour des malléoles, Cette infiltration peut même devenir quelquefois assez considérable (obs. III, IV, V), mais elle ne dépasse pas ordinairement les extremités inférieures et s'accompagne tout au plus d'un peu d'ascite, à moins naturellement que l'aortite ne se soit déclarée dans le cour d'une autre maladie du cœur. Dans le fait le plus frappant que nous ayons observé et qui présentait une lésion aortique pure, le malade a conservé jusqu'à la mort sa maigreur primitive (obs. I).

On voit que ce tableau s'éloigne bien de celui que Bizot traçait de l'affection. Le principal symptôme était en effet, d'après lui, un œdème généralisé et très-intense, sans qu'aucune affection cardiaque apparente vînt en donner l'explication. Dans la description de Bizot, cet œdème était aussi accompagné de fièvre, de délire et de prostration aboutissant à !a mort. Si on voulait discuter ces observations, la tâche serait rendue facile par le travail de Lebert (Des maladies des vaisseaux sanguins. *Handbuch der speciellen Pathologie und Therapie*. Erlangen 1854, V Bd. 2 Abteil), qui a montré que Bizot avait probablement eu sous les yeux des exemples de maladie de Bright. C'est dire que dans ces faits la lésion de l'aorte était très-naturelle, puisqu'elle s'établit assez fréquemment dans cette affection rénale. Mais alors, comme dans tous les cas d'aortite secondaire à une affection autre que celle du systòme vasculaire, la symptomatologie devient presque nulle, soit que la lésion de l'aorte ait alors été moins profonde, soit que les symptômes de l'affection principale aient dominé ceux de l'affection secondaire.

De l'absence d'œdème qui prouve l'existence d'une

circulation veineuse encore suffisante, découle l'absence de troubles notables dans la sécrétion rénale. L'urine ne contient pas ordinairement d'albumine et subit seulement une légère diminution dans sa quantité. Ses variations suivent même assez fidèlement la marche des accès d'oppression et l'on verra que ce signe peut servir à la prévision du retour des attaques de dyspnée, si celles-ci sont suspendues pour quelques temps. L'absence d'albumine n'est pourtant pas absolue, et on peut quelquefois en révéler la présence si l'aortite existe avec une lésion mitrale et a été modifiée dans sa marche, ou s'il y a eu formation d'infarctus dans le parenchyme rénal.

Quoi qu'il en soit, l'ensemble du malade est bien suffisant pour appeler l'attention du côté du système circulatoire.

A l'exploration du cœur, on trouve l'impulsion énergique, perceptible en même temps dans une grande étendue que la percussion dessine assez facilement. Ces signes d'hypertrophie sont toujours assez marqués, même au début de l'affection; on se rappelle en effet que, dans la majorité des cas, l'aortite aiguë prend naissance sous l'influence de lésions athéromateuses préexistantes. Or, ces altérations avaient déjà entraîné par elles-mêmes un certain degré d'hypertrophie du cœur; mais l'aortite aiguë, une fois constituée, vient encore ajouter son influence et amener alors un volume considérable portant exclusivement sur le ventricule gauche. En même temps, surtout si le malade est jeune, si le début a été brusque, en auscultant le cœur, on trouve bien à ses battements un timbre un peu étouffé, mais sans aucun souffle appréciable. Si l'oreille, guidée par cette sensation de constriction et de brûlure rétro-sternale qu'accuse le malade, remonte le long de del'aorte ascendante, elle y perçoit le premier temps un peu sourd etle second bruit plus frappé, comparable à celui qu'éveillerait un choc porté à la partie postérieure du sternum. Si, dans ces cas, il n'existe aucun souffle, c'est que le début de l'inflammation des parois aortiques est trop récent pour que l'artère ait cédé sous l'impulsion du cœur et se soit dilatée. Le malade peut mourir avant que ce travail ait eu le temps de s'accomplir, et l'affection ne présente alors pendant toute sa durée, comme signes physiques, qu'une altération de timbre (obs. 2). Mais pour peu que l'aortite se termine moins rapidement, on voit bientôt s'effectuer progressivement la dilatation, et dans l'observation 7, l'oreille suit pour ainsi dire pas à pas l'établissement de cette lésion. Il est facile de voir aussi dans cette observation avec quelle rapidité elle peut s'accentuer. C'est alors que la percussion au niveau de la partie supérieure du sternum en montre les limites exactes. L'aorte, en se développant, se porte surtout à droite et l'on peut trouver la matité débordant de ce côté le bord du sternum de 2, 3 et 4 centimètres à sa partie supérieure. Ce signe physique ne renseigne pas, il est vrai, sur la nature de la lésion et ne peut montrer si on est en présence d'une poche anévrysmale ou d'une dilatation régulière. Nous avons vu, dans l'étude anatomo-pathologique, que l'aorte se prêtait à la distension d'une manière égale et qu'il devait être fort rare de rencontrer dans ces circonstances des diverticulum anévrysmaux.

Aussi, à la palpation, ne doit-on pas être étonné de ne trouver au niveau de cette matité ni choc, ni impulsion.

L'auscultation, en même temps que la percussion et même avant elle, suit aussi l'établissement progressif de la dilatation. Le gonflement et le ramollissement inflammatoire de l'endartère qui caractérisent le début de la lésion de l'aortite aiguë ne sont pas capables d'engendrer de bruits de souffle, et c'est la raison qui fait que tout d'abord, quand la maladie marche rapidement, il n'existe aucun bruit de cette nature.

On est d'accord maintenant sur la nécessité d'une dilatation réelle ou relative comme condition essentielle de la production d'un bruit de souffle, sur le trajet d'un vaisseau ; il faut également y joindre la présence de rugosités athéromateuses anciennes, qui donnent lieu à des vibrations de la colonne sanguine. Aussi, voit-on, à mesure que se dilate l'aorte, les bruits qui au début ne présentaient qu'une altération de timbre, se doubler et se remplacer par des murmures anormaux. C'est le bruit de diastole artérielle qui, s'altérant le premier, devient d'abord légèrement soufflant pour être bientôt remplacé par un véritable souffle. Celui-ci commence à se faire entendre au niveau de l'orifice aortique, présente son maximum un peu plus haut, à droite de la partie supérieure du sternum, et se propage plus ou moins loin suivant le trajet de l'aorte et des vaisseaux. Bientôt on voit s'y ajouter un bruit de souffle au second temps et dans l'observation 7, où les phénomènes peuvent être suivis pas à pas, il s'est établi onze jours après l'apparition du premier. Il s'entend aussi à la partie supérieure et droite du sternum où il offre son maximum comme le précédent, et se suit en descendant jusqu'à l'orifice aortique au niveau duquel il peut cesser complètement, ou qu'il peut dépasser en se dirigeant vers la pointe, comme nous allons bientôt le voir. Arrivés à ce degré, ces deux souffles produisent dans la région sous-claviculaire droite, un bruit de va et vient caractéristique qui rend difficilement méconnaissable une altération du calibre de l'aorte. Leur mécanisme est assez facile à saisir et ressort nettement du mode suivant lequel ils se sont établis. L'aorte enflammée ne tarde pas à se dilater dans sa première portion qui a subi les altérations au plus haut point et qui supporte aussi la plus forte pression du sang. En prêtant d'une manière progressive sous cette impulsion constante, elle forme une sorte d'ampoule au-dessus de l'orifice aortique qui subit de cette façon un rétrécissement relatif. La production d'un souffle au 1er temps en ressort naturellement. L'explication du second murmure est un peu plus délicate. La portion dilatée de l'aorte se traçant bientôt une limite supérieure assez nette, on pourrait se demander si elle ne jouerait pas alors le même rôle que le ventricule gauche dans l'insuffisance aortique. Ce serait croire que l'élasticité permanente du reste du système artériel produirait un reflux dans la poche moins élastique et deviendrait ainsi la cause du souffle du second temps. Mais il est bien plus simple d'invoquer encore ici, comme pour la production du double souffle crural de Durosiez, les expériences de Marey (Marey, physiologie expérimentale, Paris 1875, p. 121), et celles de Toussaint et Colrat (T.) Communication à l'association française pour l'avancement des

sciences, *in* Gaz. Hebd. 1874 P. 578). Le second murmure est un bruit progressif et non pas rétrograde. Il
est dû à une simple exagération des ondes secondaires
qui existent à l'état normal. Son maximum d'intensité
existe bien aux limites supérieures de la poche, mais
ne résulte aucunement d'un reflux du sang dans cette
dernière.

On vient de voir que dans l'aortite isolée de toute
autre lésion vasculaire le cœur et le vaisseau ne sont
le siége d'aucun bruit de souffle au début de l'affection.
Mais on serait fort trompé en croyant que les choses se
passent toujours ainsi. En effet, quand l'aortite est
éveillée par une altération de date déjà ancienne, le
vaisseau, avant qu'il ne s'enflamme d'une manière
aiguë, a déjà subi quelquefois des altérations *mécaniques*
consistant en une dilatation passive, pour ainsi dire, dans
ces cas. Celle-ci s'accompagne ordinairement d'une insuffisance des valvules aortiques, soit que ces valvules
aient subi sourdement une altération lente, soit que
l'insuffisance se soit produite d'une manière secondaire
par dilatation mécanique de l'anneau aortique, comme
nous avons essayé d'en montrer la possibilité, en étu-
diant les lésions *post mortem*. C'est alors, qu'en arri-
vant même au début du processus aigu, on trouve déjà
constitués des changements manifestes dans les bruits
du cœur et du vaisseau.

Il n'est pas fréquent, même dans ces cas, d'entendre
à la pointe un souffle systolique bien net. Si l'on rencontre quelquefois en effet l'aortite comme complication
des affections mitrales, c'est certainement le cas le plus
rare, et ce point ressort du fait étiologique principal qui

Léger.   4

est constitué par l'alcoolisme beaucoup plus ordinairement que par là diathèse rhumatismale. Par contre il
peut se percevoir à la pointe des bruits propagés de la
base. C'est ainsi que souvent le premier bruit n'est pas
net, qu'il est légèrement soufflant et que ce souffle augmente à mesure que l'oreille remonte vers la partie interne du second espace intercostal droit où il acquiert
son maximum d'intensité. Plus fréquemment encore et
d'une manière plus marquée, on perçoit vers la pointe
un bruit de souffle diastolique, doux, profond qui s'entend encore pius nettement vers la partie inférieure du
sternum et se continue jusqu'à l'orifice aortique, avec
une précision aussi grande. En un mot ce sont des
signes de rétrécissement léger et d'insuffisance plus
marquée de l'orifice aortique qui préexistaient dans ce
cas à l'inflammation du vaisseau.

En suivant pas à pas l'affection, il est bien fréquent
de voir se surajouter à ces bruits morbides, d'autres
phénomènes stéthoscopiques. C'est ainsi que, le plus
souvent au-dessus et en dedans de la pointe, on perçoit
tout à coup un frottement léger, superficiel et ne se
passant d'abord que pendant la systole. Ce bruit s'accentue davantage les jours suivants, puis disparaît pour
se reproduire quelquefois un peu plus tard, et révèle un
premier degré de péricardite. Cependant le malade n'a
pas souffert de cette complication d'une manière appréciable. La température ne s'est pas élevée. Tout au
plus y a-t-il eu un peu d'augmentation de la dyspnée
et des palpitations (Obs. IV). Si l'oreille ne suivait pas
jour par jour les modifications que peuvent subir les

signes cardiaques, cette complication de péricardite aurait passé inaperçue.

Mais la bénignité n'est pas toujours aussi grande. Quelquefois le malade, qui n'éprouvait depuis un certain temps que de légères palpitations se sent tout à coup mal à l'aise, fébricitant et en proie à une oppression assez vive. Les palpitations augmentent en même temps d'une façon notable. Il entre alors à l'hôpital, et l'on constate à la région précordiale un bruit de va et vient superficiel, situé au niveau de la région antérieure du cœur et manifestement dû à des frottements péricardiques. Dans ce cas la péricardite éveille un certain degré de réaction, et c'est alors que l'aortite est accompagnée de fièvre non par elle-même, mais du fait du la complication. Souvent aussi, comme nous l'avons déjà signalé, la péricardite est dans ce cas le phénomène initial de la maladie. Elle peut absorber alors toute l'attention du médecin et l'aortite qui en est le point de départ n'est constatée qu'à l'autopsie. Cette participation si marquée du péricarde se rencontre surtout chez les sujets jeunes (Obs. II.), et l'on s'explique facilement l'acuité de la complication dans ces circonstances en réfléchissant qu'alors l'inflammation des parois de l'aorte a une marche beaucoup plus aiguë et peut réagir plus fortement sur les tissus voisins. Toutefois, il est possible de rencontrer une évolution aussi rapide de la maladie chez les personnes d'un certain âge (Obs. VII). Mais il est bien plus ordinaire d'observer, pour la péricardite venant compliquer l'aortite, une évolution sourde et sans éclats. Parmi les exemples que nous avons pu recueillir, deux ou trois fois seulement la péricardite s'est accompagnée de quelques troubles généraux.

En tout cas elle conserve presque toujours, pour ne pas dire constamment, les caractères d'une péricardite sèche et l'on ne rencontre à l'autopsie que très-peu d'épanchement.

Cette fréquence de la péricardite dans le cours de l'aortite a été signalée dans l'étude étiologique. Il a été dit alors que l'on avait souvent pris la cause pour l'effet en signalant l'existence de l'aortite dans les inflammations du péricarde. M. Peter, dans sa clinique sur les signes tirés de l'examen du cœur et des vaisseaux, explique le développement de l'affection dans ces circonstances par la propagation de l'inflammation des parois artérielles à la séreuse dans le point qui s'en trouve tapissé. L'explication est toute naturelle et je pense avoir bien fait ressortir ce processus à propos de l'anatomie pathologique. On y suit en effet très-facilement la marche des lésions de la séreuse, et le point de départ de son inflammation se voit surtout nettement quand celle-ci n'a pas été trop intense.

En dehors du système circulatoire, c'est l'appareil pulmonaire qui présente le plus souvent des symptômes surajoutés. Il n'est pas rare d'observer une toux fréquente qui s'ajoutant à la dyspnée et aux palpitations vient encore fatiguer le malade. Elle survient quelquefois dès le début de l'affection, alors qu'il n'existait encore que quelques battements de cœur et paraît dans ces circonstances activer l'apparition de l'affection aortique (Obs. V). Cette toux s'accompagne d'une expectoration rare, opaque, blanchâtre et sanguinolente.

Les crachats sanglants peuvent même aller jusqu'au rejet de sang pur, sous forme d'hémoptysie légère. Ils sont quelquefois d'emblée visqueux, adhérents au vase ou rouge brique, hémoptoïques et peu abondants. A l'auscultation on perçoit alors en un point du poumon quelques râles sous-crépitants, ordinairement sans souffle. Les râles peuvent aussi s'entendre dans une grande étendue et des deux côtés de la poitrine (Obs. V).

Ces phénomènes paraissent liés naturellement à la formation de petits infarctus qui ne se rencontrent pas seulement dans l'aortite aiguë, mais s'établissent dans les affections de ce vaisseau en général. Quoique le lien entre ces embolies pulmonaires et les maladies aortiques soit difficile à saisir, leur existence fréquente dans ces circonstances est suffisamment prouvée par la clinique. Faut-il rattacher à cette complication la toux fréquente et dure signalée par Thierfelder qui lui accordait une grande valeur dans le tableau de l'aortite? En dehors de la formation de petits infarctus, il ne ressort pas des observations que la toux soit si intimement liée à l'existence de l'inflammation de l'aorte.

Les noyaux d'apoplexie pulmonaire s'établissent soit au centre du parenchyme, soit dans des parties sous-jacentes à la plèvre. On observe ordinairement alors la formation d'une pleurésie assez localisée, caractérisée par de l'épanchement et ne présentant aucun phénomène spécial. Il est rare que cette complication ne soit pas reconnue d'emblée, non pas tant à cause du point de côté que peut accuser le malade, que par l'aggravation subite de la dyspnée et de l'oppression habituelle. Circonscrit par des fausses membranes, l'épanchement n'est pourtant pas en quantité considérable, mais on comprend qu'il faille peu de choses dans les circonstances qui président à son établissement pour augmenter la gêne respiratoire.

En dehors de cette inflammation de la plèvre paraissant liée à l'irritation de la séreuse au voisinage d'un foyer apoplectique, et se développant alors aussi bien à droite qu'à gauche suivant la position de l'infarctus, on peut voir s'établir une pleurésie sans aucune épine dans le parenchyme pulmonaire sous-jacent. Mais dans l'observation IV qui nous montre ce phénomène bien marqué, sans aucune lésion du poumon, le foyer pleurétique était situé à gauche et en avant, formant à ce niveau une poche circonscrite remplie de liquide citrin et immédiatement accolée au péricarde. Or dans ce cas, il existait déjà antérieurement à la pleurésie une péricardite manifeste qui peut se faire demander si ces deux lésions voisines n'étaient pas sous la dépendance l'une de l'autre. Ces considérations ont surtout comme valeur de pouvoir faire regarder la pleurésie comme une complication non fortuite, mais liée assez naturellement à l'aortite.

Dans le cours de l'affection, on peut encore rencontrer d'autres accidents sous la dépendance de la formation d'embolies. Le cerveau, les reins, la rate et l'intestin sont les organes qui en deviennent, après le poumon, le siége le plus fréquent. C'est ainsi que dans l'observation II il existe des infarctus déjà anciens dans l'épaisseur des deux reins. Dans un autre cas, (obs. VI) c'est une hémiplégie qu'on voit apparaître subitement.

Il est vrai que tous ces faits peuvent aussi bien reconnaître comme point de départ l'aortite chronique et ne sont pas sous la dépendance unique du processus aigu. Ils paraissent seulement alors un peu plus habituels; mais il est inutile de s'arrêter à expliquer la cause de cette plus grande fréquence. Ce n'est pas en effet le lieu de reprendre ici la question de savoir si l'inflammation des parois vasculaires favorise la coagulation du sang en contact avec elles, et de chercher à établir de cette manière que les infarctus sont plus habituels dans l'aortite aiguë que dans l'athérome.

Cependant, au milieu de tous ces symptômes, le malade est presque toujours assez calme. En dehors d'un léger mouvement fébrile, s'il survient de la pleurésie dans le cours de l'affection, ou si la péricardite qu'on rencontre si souvent affecte une allure plus vive que d'habitude; en dehors de ces cas, dis-je, l'apyrexie est complète.

L'état général est ordinairement bon et l'appétit conservé. Le malade mangerait comme en état de santé s'il ne craignait d'augmenter son oppression et même de provoquer un accès douloureux. Pourtant on peut voir dans le cours de l'affection des vomissements passagers ou presque continuels. Les premiers coïncident souvent avec une attaque angineuse et paraissent sous sa dépendance. Les autres, de beaucoup plus rares, deviennent quelquefois très-pénibles. Composés d'un liquide transparent, un peu jaunâtre, ou de bile verdâtre, ils surviennent en dehors des accès, sans que la malade ait pris de nourriture. Les nausées sont quelquefois continuelles (obs. 1) et ces troubles gastriques paraissent bien alors comme un effet sympathique de l'inflammation des parois de l'aorte qui se trouvent reliées à l'estomac par des connexions nerveuses si intimes. Dans les deux observations qui ont présenté ces accidents, ils appartenaient bien à l'ensemble de l'affection et ne pouvaient être imputés à un usage trop prolongé de la digitale dont on avait cessé l'emploi quelque temps avant leur apparition. Ces troubles nerveux peuvent-ils dans certains cas produire des lésions trophiques montrant encore plus clairement le point de départ des symptômes gastriques? Une pareille question, malgré son intérêt, ne peut malheureusement se résoudre à l'aide du seul fait qui semble dans nos observations, venir à l'appui de cette opinion (Obs. I. Lésion de la muqueuse stomacale).

C'est ici qu'on peut encore décrire un autre effet d'excitation nerveuse, caractérisé par des phénomènes lointains portant sur l'iris et produisant l'inégalité pupillaire. Cette altération dans les dimensions de la pupille peut être passagère, se montrant ainsi à plusieurs reprises pendant tout le cours de l'affection, ou, d'abord transitoire, elle peut s'établir d'une manière définitive jusqu'à la terminaison. On doit invoquer pour ce signe commun à l'aortite et à l'anévrysme la même pathogénie dans les deux cas.

Malgré les troubles circulatoires l'état général, avons-nous dit, reste ordinairement assez bon. Il peut néanmoins dans quelques cas subir une influence fâcheuse en approchant de la terminaison. On peut alors observer de la prostration, des sueurs profuses avec un ensemble de symptômes généraux bizarres, qui donnent au malade une physionomie à part. C'est ainsi que dans l'observation I, celui qui en faisait le sujet présentait dans les derniers jours un aspect égaré, une parole faible, entrecoupée, sans grande gêne apparente de la respiration, et une apathie complète avec irritabilité facile dès qu'on voulait l'en tirer pour l'interroger sur sa santé. Constamment baigné de sueurs, il s'asseyait par moments sur le lit, la tête renversée en arrière, les pupilles tournées en haut, paraissant presque en extase, sans répondre aux questions. D'autres fois il pliait la tête presque jusqu'entre les jambes, pour chercher bientôt du soulagement dans une autre posture. Pourtant, dans cette période, il ne paraissait plus sujet à de si fréquents paroxysmes et n'éprouvait plus que la sensation permanente de brûlure et de déchirure rétrosternale. Si on analyse les signes généraux que présentait cet homme amaigri, d'une teinte jaune terreuse, sans aucune trace d'œdème, on voit qu'ils dépendent surtout d'un malaise inexprimable et d'un sentiment d'angoisse profonde. Le malade n'était bien dans aucune position. Quand on pouvait enfin obtenir une réponse, il déclarait souffrir de partout. Tous ses membres étaient brisés, disait-il. C'est le seul, de tous ceux que nous ayons observés, qui ait bien peint et éprouvé d'une manière continue cette angoisse et cette souffrance générale, étendue à tous les membres, qu'on a décrites dans l'aortite aiguë.

Dans un autre cas le malade a présenté par deux fois, pendant plusieurs jours, un délire furieux, sans que l'autopsie ait pu révéler aucune lésion cérébrale. Cet homme ne paraissait pas très-alcoolique, et le délire a débuté longtemps après son entrée à l'hôpital, sans aucune complication concomitante, de sorte qu'il tenait bien aux désordres de la circulation. Mais comme en même temps il existait dans ce cas une insuffisance aortique, on ne peut rigoureusement regarder cet accident comme la conséquence de l'aortite. Plus souvent il est donné d'observer des vertiges, des éblouissements, en dehors de toute lésion valvulaire et ne pouvant se rattacher qu'à l'affection du vaisseau (obs. II).

Au milieu de ces symptômes, l'inflammation peut-elle affecter en un ou plusieurs points localisés une marche plus aiguë, et aboutir à la suppuration ? Si on accorde aux observations de M. Leudet (Mémoire sur l'aortite suppurée, Arch. de médecine 1861, p. 575, 5e série) la signification qu'il leur donne lui-même, quoiqu'elles prêtent à discussion, la chose serait possible et la suppuration pourrait s'établir en un point de la tunique externe et se faire jour dans l'intérieur du vaisseau. Comme l'affection dans ces cas est très circonscrite, semblant gagner en intensité ce qu'elle perd en étendue, elle n'a pas les mêmes conséquences circulatoires et l'on n'y remarque aucun symptôme spécial se rapportant au tableau que nous avons tracé de l'aortite. Il n'existe en un mot que des phénomènes d'infection purulente. Et cette différence paraît si bien tenir à la circonscription du processus inflammatoire que dans l'observation de Splenger (Archiv für pathologischen Anat. 1852, page 166, cité par Leudet), où il nous a semblé qu'il s'était ajouté à un petit foyer purulent une inflammation plus étendue et comprenant toute l'épaisseur des parois aortiques, on trouve sur-

ajoutées aux frissons et à l'ensemble de l'infection purulente, la dyspnée, l'angoisse et la douleur déchirante
rétro-sternale. Si donc dans un cas qui se rapporterait
à ce que nous avons essayé de décrire sous le titre
d'aortite aiguë, on voyait tout à coup se déclarer
l'ensemble de la pyohémie, on se rappellerait que les
faits peuvent être complexes et le diagnostic serait encore possible.

Mais ici nous raisonnons sur des hypothèses en nous
éloignant des données rigoureuses que nous ont four-
nies jusqu'à présent nos seules observations et ce petit
aperçu de choses possibles n'étant pas complètement
fondé sur la clinique doit être réduit à sa juste valeur.

L'aspect que présente l'aortite aiguë se modifie assez
sensiblement quand elle vient à compliquer une lésion
mitrale. Si celle-ci restait muette en effet avant que
l'aorte ne fût malade, elle se révèle rapidement par ses
caractères aussitôt que la circulation rencontre une
nouvelle entrave. Il existe dans ces cas un œdème assez
marqué et dont l'établissement est quelquefois très-
rapide. Le pouls aortique est mitigé pour ainsi dire par
les caractères qu'il emprunte à la lésion mitrale. Il offre
bien encore une certaine impulsion, mais il devient irrégulier. On observe tous les phénomènes sous la dépendance de la stase veineuse, l'engouement pulmonaire,
les urines albumineuses, l'augmentation de volume du
foie. Mais l'affection de l'aorte qui a suscité tous ces
troubles se révèle encore par ses symptômes propres, la
nature de sa dyspnée et ses accès subits d'oppression,
de déchirure rétro-sternale accompagnés d'irradiations
douloureuses.

MARCHE. — DURÉE. — TERMINAISONS.

On voit que l'ensemble de l'aortite aiguë présente encore une certaine variété dans son expression symptomatique, malgré que le tableau le plus fréquent soit uniquement constitué par la dyspnée, la sensation de brûlure rétrosternale et les accès douloureux. Quoi qu'il en soit, l'affection, une fois bien établie, marche ordinairement d'une manière rapide.

La dyspnée s'accuse de plus en plus; les accès se multiplient et naissent pour la moindre cause, comme sans motif appréciable. Le malade est dans une anxiété continuelle, sans pouvoir s'agiter, de peur d'augmenter son oppression. Enfin, il meurt subitement au milieu d'un dernier accès d'angine de poitrine. D'autres fois, les accès douloureux semblent diminuer de fréquence vers la fin de la maladie, mais l'angoisse permanente existe toujours aussi marquée, l'état général est misérable et c'est encore la mort subite qui survient comme terminaison. De tels exemples ont trait à l'aortite à marche rapide et aboutissent à la mort dans un court délai, puisque le premier accès douloureux peut être mortel. La terminaison fatale est d'autres fois moins brusque et paraît s'établir d'une façon graduelle par augmentation progressive de la gêne respiratoire. Mais ce n'est pas la physionomie habituelle et rigoureuse de l'affection. L'aortite aiguë est souvent, en effet, une maladie caractérisée par des poussées successives qui, dans leur intervalle, laissent le malade dans un état de bien-être relatif, sans qu'il lui soit possible

pourtant, d'une façon générale, de reprendre ses travaux. On voit alors l'oppression qui était extrême s'affaiblir sous l'influence des premiers jours de repos.
Les accès diminuent de fréquence et semblent même
avoir cessé complètement, quand ils reviennent tout à
coup aussi terribles qu'au début et sans cause appréciable. L'oppression reparaît en même temps avec
son premier degré de violence, puis tout peut s'améliorer encore une fois au bout de quelques jours pour
revenir bientôt après. C'est ainsi que dans l'observation VI
on peut voir trois ou quatre poussées successives avant
que la maladie n'arrive à son terme fatal.

Les intervalles de tranquillité, pendant lesquels le
patient peut quitter le lit et se promener un peu, ont
une durée variable. Ils se prolongent quelquefois tellement que la guérison apparaissait comme possible,
quand tous les troubles éclatent de nouveau subitement. On voit même des malades sortir de l'hôpital et
ne présenter une nouvelle poussée qu'à une époque relativement éloignée de la première.

Enfin, cette guérison apparente peut s'établir quelquefois d'une manière définitive. C'est ainsi que M. le
docteur Bucquoy a pu soigner en 1870 une dame de
77 ans, chez laquelle tous les symptômes de l'aortite
aiguë, après avoir duré pendant plusieurs mois, se sont
atténués progressivement et ont disparu d'une manière
complète pour ne plus revenir depuis cette époque.

Mais de pareils exemples sont malheureusement trop
rares. L'affection se termine le plus souvent d'une manière fatale et subite, comme nous l'avons déjà vu.

Cette mort brusque est encore un des points saillants

dans l'histoire de l'aortite. Elle peut survenir dans deux circonstances différentes, tantôt au milieu d'un accès douloureux et tantôt d'une manière tranquille, sans que le malade pousse une plainte. Le mécanisme en est le même dans les deux cas. C'est une syncope qui, dans le premier, paraît résulter de l'excès de la douleur et d'ue excitation nerveuse trop violente. Dans son autre mode, elle ne peut être imputée à aucune circonstance étiologique bien marquée. Il est pourtant impossible de n'être pas frappé en voyant que les deux exemples de mort subite tranquille relatés parmi nos observations, ont eu lieu pendant que le malade mangeait ou immédiatement après le repas (obs. IV et V). La réplétion de l'estomac paraît alors n'avoir pas été étrangère à l'établissement de la syncope.

D'autres fois, le malade succombe aux progrès incessants de la cachexie et de la dyspnée, sans que l'œdème se soit jamais bien accusé et au milieu d'un ensemble assez éloigné de celui que présente l'asystolie. Cette dernière doit être, en effet, bien rare comme mode de terminaison, si même on peut l'observer dans l'aortite exempte d'autres altérations du cœur. Si, au contraire, cette affection vient à compliquer une lésion mitrale, on peut en voir la terminaison par asystolie. Mais ici encore, il est facile d'observer une marche spéciale caractérisée par l'apparition beaucoup plus hâtive des phénomènes ultimes. L'explication de l'enchaînement si rapide des symptômes dans ces cas est toute naturelle, puisque alors la circulation se trouve prise entre deux lésions qui ont toutes deux pour effet de diminuer la pression vasculaire.

L'aortite aiguë se termine donc le plus souvent par la mort qui peut arriver presque au début de l'affection et en rendre ainsi la durée très-courte, mais son évolution totale est loin d'être toujours aussi rapide. En prenant comme début l'époque où les malades sont obligés de cesser leurs travaux, les accidents peuvent durer trois ou quatre mois avant d'arriver à la mort. Il est vrai que la terminaison brusque, sans cause apparente, est toujours menaçante et rend impossible toute appréciation un peu rigoureuse de la durée de l'affection. Si on veut établir au contraire le début de l'évolution des symptômes à partir du premier trouble que le malade a ressenti du côté du cœur, on est forcé d'assigner à la maladie une période beaucoup plus longue. C'est ainsi que plusieurs des malades dont l'observation est citée à la fin de ce travail avaient éprouvé déjà quelques palpitations et une légère sensation toute passagère de constriction rétro-sternale un an ou deux avant l'apparition de symptômes plus sérieux. On peut regarder ces accidents éloignés et toujours passagers, comme les les prodromes de l'affection aortique ou comme de petites poussées avortées qui peuvent faire prévoir une attaque plus sérieuse dans un avenir prochain. Que le processus aboutisse en effet à la mort ou que par exception il s'éteigne après avoir duré un certain temps, les limites de l'affection ne dépassent guère, dans sa plus longue durée, une période de trois ou quatre mois. Les observations qui paraissent s'éloigner de cette règle sont ordinairement des exemples d'aortite précédée par une lésion organique du cœur qui fait paraître à pre-

mière vue le début de l'affection beaucoup plus éloignée.

DIAGNOSTIC.

L'aortite aiguë, telle que nous l'avons comprise,
présente donc des symptômes définis, et peut se reconnaître pendant la vie du malade. En voyant un individu avec cette dyspnée si caractéristique, de plus en
plus intense, accompagnée de brûlure et de déchirure
rétrosternale et traversée subitement par des accès
d'angine de poitrine, on pensera à l'existence d'une
inflammation aiguë des parois de l'aorte. Cette idée de-
viendra presque une certitude si, au milieu de tous ces
symptômes, le cœur ne présente comme lésion organique qu'une hypertrophie considérable, sans altération valvulaire bien accentuée, et si l'aorte, sur le trajet
de sa portion ascendante, est devenue le siége d'un
double bruit de souffle à timbre plus ou moins rude. Le
diagnostic, dans ces circonstances est relativement
facile.

Mais il faut se rappeler que, quand on survient au
début de l'affection, l'artère n'a pas encore cédé sous
l'impulsion du sang et qu'il n'existe alors aucun murmure anormal tout le long du vaisseau. On n'a, dans
cette occurrence, que la dyspnée, les phénomènes
douloureux pour aider au diagnostic, en même temps
que l'inégalité des deux pouls, les palpitations et l'hypertrophie du cœur viennent confirmer l'idée d'une
affection vasculaire. Lorsque, dans de telles circonstances, on voit survenir une péricardite, les soupçons

qu'on avait sur la nature de l'affection se trouvent encore confirmés.

Le développement d'une inflammation du péricarde s'établissant sous les yeux du médecin, après l'apparition déjà un peu ancienne de dyspnée, de douleur rétro-sternale, en un mot de tous les signes énumérés plus haut, contribue donc alors à éclairer la question. Elle l'embrouille singulièrement au contraire quand elle devient le phénomène initial de l'affection, ou quand on en constate l'existence dès la première exploration. Il devient laborieux d'établir dans ces faits l'ordre d'apparition des symptômes et il se pose cette question difficile à résoudre de savoir si on est en présence d'une péricardite symptomatique d'une aortite ou d'une péricardite accompagnée de phénomènes douloureux. Ces obscurités sont éclaircies quand l'oreille parvient à saisir des bruits morbides sur le trajet de l'aorte ascendante. On doit encore arriver au diagnostic pourvu que le malade puisse vous assurer que depuis quelque temps il éprouvait déjà des palpitations, un certain degré d'oppression, quand tout à coup il a été pris de malaise plus considérable et d'une augmentation subite de sa dyspnée, ou bien encore quand une inégalité dans la force des battements radiaux avec impulsion vive, caractère tout autre que celui présenté ordinairement par le pouls dans la péricardite à forme douloureuse, viennent faire soupçonner une altération vasculaire concomitante.

Mais lorsque tous ces signes manquent, que l'affection du péricarde n'a été précédée que de malaise et de courbature, la conclusion est plus délicate à établir et demande une analyse rigoureuse des symptômes. C'est encore ici la sensation de brûlure vers la poignée du sternum établie d'une manière presque constante, qui sera un utile point de repère. Dans le travail de M. Wertheimer (Thèse de Paris, 1876) sur la péricardite douloureuse, et dans lequel justement il n'est cité aucun exemple de péricardite survenue dans le cours d'une aortite, on peut voir que cette sensation n'est signalée dans aucun cas.

Au milieu de ces conditions que nous considérons comme les plus ingrates au point de vue du diagnostic, celui-ci est donc encore possible.

Une autre difficulté résulte quelquefois de l'existence préalable d'une lésion mitrale. L'étude des symptômes a montré que dans ces circonstances l'aortite, trouvant un cœur ne suffisant déjà que juste à sa besogne, s'accompagnait rapidement d'un œdème qui pouvait devenir très-étendu. De même, les caractères du pouls sont peu tranchés et empruntent à la lésion primitive quelques-uns de ses phénomènes. Si l'on réfléchit qu'alors l'auscultation fait entendre à la pointe une bruit de souffle propre à la lésion mitrale, on comprendra combien il y aura sujet de se tromper. Ajoutez à cela que ses accès douloureux seront pris pour de l'asthme cardiaque et l'erreur sera encore plus admissible. Il suffit, pour l'éviter, de se tenir en garde contre elle et de savoir établir une différence entre les attaques douloureuses de l'aortite et les symptômes connus sous le nom d'asthme cardiaque. Celui-ci n'est ordinairement caractérisé que par des accès subits d'oppression revenant surtout la nuit, s'accompagnant de sensation de poids à l'épigastre ou dans la région du cœur, mais ne se marquant jamais par cette constriction énergique à la région sternale, ni par la brûlure ou la douleur déchirante de l'angine de poitrine. Il n'en présente pas non plus, à plus forte raison, les irradiations multiples. Si l'on ajoute que dans l'aortite venant compliquer une lésion mitrale et provoquant l'asystolie, l'angoisse est permanente, et que, même alors, le pouls n'a pas la faiblesse que comporterait l'ensemble du malade, il paraîtra plus facile d'arriver à débrouiller cet ensemble. Aussi, n'est-ce pas encore le cas le plus difficile, et la lésion à laquelle on pense le plus souvent avoir affaire dans le cours d'une aortite est l'*anévrysme de l'aorte thoracique.*

Cette affection forme en effet quelquefois un tableau presque identique en tous points avec celui de l'aortite aiguë. Oppression habituelle, accès douloureux subits, hypertrophie du cœur, inégalité des pouls..... rien n'y manque. On voit même quelquefois dans son cours se développer de la péricardite. Aussi tout diagnostic repose-t-il sur les phénomènes de compression ordinaires à l'anévrysme et sur quelques différences d'auscultation. Si la poche se rend accessible aux moyens physiques d'exploration en se portant en avant dans son développement, elle peut en effet donner alors comme renseignements positifs l'impulsion et les battements circonscrits qui ne se rencontrent jamais dans l'aortite aiguë. L'oreille perçoit en même temps un double claquement sec, éveillant l'idée d'un second cœur dans la poitrine et bien différent du double bruit de souffle, indice de la dilatation aortique. Quand la poche anévrysmale ne donne lieu à aucun phénomène d'auscultation ni de percussion, à cause de la situation qu'elle affecte, on n'a plus à son aide que les signes de compressions qui peuvent en résulter. Il devient alors nécessaire de chercher minutieusement dans les poumons, ou du côté du larynx, de l'œsophage, si ces organes ne souffrent pas du voisinage d'une tumeur. Dans l'aortite aiguë on se gardera bien de prendre pour l'effet d'une compression du récurrent la voix faible, saccadée, qui s'observe quelquefois et ne résulte que de l'oppression qui en gêne l'émission (Obs. I). Les phénomènes oculaires n'ont aucune valeur différentielle, de même que la position plus élevée des sous-clavières qui avait été donnée comme un signe de l'anévrysme et que nous avons vu exister aussi bien avec l'aortite aiguë.

Dans les faits d'aortite avec prostration extrême et état général grave, comme l'obs. I nous en fournit un exemple, pourrait-on penser alors à l'existence d'une endocardite ulcéreuse? Il suffit de signaler en passant cette affection qui présente une physionomie bien différente. L'état fébrile intense, les frissons, l'absence d'accès douloureux lui impriment en effet un tout autre cachet et rendent inutile une discussion plus longue.

L'existence de lésions athéromateuses étendues constitue une affection chronique avec laquelle il faudrait en apparence compter bien davantage, au point de vue du diagnostic. On lui a souvent attribué en effet les troubles de l'aortite aiguë et M. Peter, abordant dans sa clinique l'influence de l'aortite chronique sur la névrite cardiaque et les accès angineux qui en résultent, retrace un ensemble qui est en partie ce que nous avons essayé de décrire sous le nom d'aortite aiguë. Mais si l'on pense que l'athérome soit capable de produire à lui seul de tels désordres, pourquoi toutes les aortites chroniques ne donnent-elles pas lieu à l'ensemble des symptômes qu'a rapportés M. Peter? Pourquoi trouve-t-on quelquefois à l'autopsie, sans que le malade ait jamais éprouvé aucun accident pendant la vie, des lésions athéromateuses de l'aorte extrêmement prononcées, beaucoup plus accusées même que dans les cas où ont éclaté des troubles capables de causer rapidement la mort? C'est que dans la première circonstance les lésions anciennes n'avaient amené autour d'elles aucune réaction des parois de l'aorte, tandis que dans l'autre elles y avaient excité une poussée inflammatoire aiguë. Il est vrai que dans l'interprétation de ces différences, on doit aussi tenir compte du siége des plaques athéromateuses qui paraît acquérir quelquefois une grande importance. M. le professeur Potain explique en effet d'une façon très-remarquable la production de l'angine de poitrine dans les affections aortiques par le rétrécissement des artères coronaires au niveau de leur embouchure, à la suite d'une altération des parois en ce point. Mais en dehors même des phénomènes que peut produire la variété de siége, il existe entre les différents cas d'athérome des divergences aussi marquées que celles qui ont été signalées tout à l'heure. Quoi qu'il en soit, que l'angine poitrine puisse aussi être la conséquence d'une inflammation des filets du plexus cardiaque, comme M. Peter a voulu le démontrer, l'explication est très-plausible et paraît ressortir dans l'observation qu'il cite à son appui. Mais notre description diffère un peu de celle du savant professeur, quand il attribue cette névrite à l'athérome existant isolé de tout autre processus. Il faut, selon nous, pour produire ces effets que la lésion chronique des parois de l'aorte ait excité un travail de réaction à marche aiguë qui devient alors la cause immédiate de tous les désordres. C'est ainsi, encore une fois, que l'on peut expliquer l'absence complète de symptômes pendant la vie avec ces lésions athéromateuses qui se rencontrent quelquefois si développées chez le vieillard, et au contraire la naissance d'accidents redoutables et promptement mortels chez d'autres sujets qui, pourtant, sont porteurs d'altérations athéromateuses beaucoup moins considérables. Dans ces dernières circonstances, la marche sous forme de poussées que l'on observe si souvent est encore en faveur de l'opinion d'un processus aigu comme cause des accidents ; car si la lésion chronique était capable de produire à elle seule de pareils désordres, il n'y aurait aucune raison pour les voir s'atténuer par intervalle et même quelquefois disparaître complètement.

Il ressort de cette discussion un peu longue que l'athérome ne donne lieu par lui-même à aucun trouble appréciable, autre qu'une plus grande fatigue du cœur, et que ses conséquences seules peuvent être terribles. Il n'y a donc pas lieu pour ces raisons d'en faire un diagnostic différentiel d'avec l'aortite aiguë.

Une dilatation aortique exempte de tout processus aigu, comme celles qui se produisent quelquefois d'une manière toute passive, sans cause connue ou dans l'athérome, s'accompagne aussi d'un souffle sur le trajet de l'aorte ascendante, mais n'éveille aucun phénomène douloureux et ne pourra par conséquent être un sujet de confusion. Nous avons pu en observer un exemple, sans aucune altération des parois aortiques, et la dilatation ampullaire dont le diagnostic pendant la vie avait fait interroger le malade avec soin sur les troubles vasculaires qu'il avait pu présenter, n'avait jamais éveillé la moindre gêne. En voici du reste l'observation résumée :

Péritonite cancéreuse. Dilatation aortique sans altération des parois du vaisseau.

X..., imprimeur, âgé de 58 ans, a été atteint, pendant le service militaire, d'une affection de poitrine pendant laquelle il a craché du sang et dont on ne parvient pas à reconstituer la nature. Elle a laissé depuis une toux habituelle, mais sans avoir jamais provoqué de nouveau des crachements de sang. Au reste, il s'est toujours bien porté. Etant soldat, il a fait quelques excès alcooliques qu'il a continués depuis.

En 1869, il éprouve à l'épigastre des douleurs passagères revenant après le repas dont il ne s'inquiète pas autrement.

En 1871, ces crises augmentent en même temps que, pendant leur durée, l'épigastre devient gonflé et dur. Ces symptômes continuent à s'aggraver, le ventre grossit, les jambes s'infiltrent et le malade entre à l'hôpital avec tous les signes d'une péritonite cancéreuse dont le point de départ paraît être l'estomac.

En auscultant le cœur pour faire un examen complet du malade, on trouve son impulsion peu marquée. La pointe bat dans le cinquième espace intercostal et présente des bruits très-nets. A la base existe, au premier temps, un bruit de souffle doux, se propageant vers l'aorte, semblant au premier abord manquer à quelques impulsions, mais s'entendant à chaque systole, et très-nettement, quand on fait suspendre la respiration. Ce bruit ne s'entend aucunement au-dessous de la base.

En même temps, le pouls est égal des deux côtés, plutôt un peu faible, et il n'a jamais existé chez le malade aucun symptôme fonctionnel d'affection cardiaque.

Le souffle persiste pendant que l'affection cancéreuse suit sa marche ordinaire, et 15 jours après il paraît avoir changé de moment. C'est maintenant, au second temps, qu'il se perçoit le long de l'aorte ascendante sans dépasser l'orifice aortique où il s'arrête d'une manière absolue.

Du reste, il n'existe toujours aucun désordre appréciable du côté du système vasculaire.

Le malade succombe aux progrès de la cachexie, et à l'autopsie, avec a péritonite cancéreuse et un cancer d'estomac, on trouve un cœur un peu flasque dont les valvules sont saines.

L'aorte est dilatée dans toute l'étendue de la crosse dont les plus grandes dimensions atteignent 11 centimètres de tour, un peu au-dessous du tronc brachio-céphalique. Les parois en sont souples, élastiques, sans aucune altération. La surface interne offre sa couleur jaune pâle normale, et présente seulement une ou deux petites aspérites au-dessus des valvules.

Un accès douloureux pouvant être, dans certains cas, presque le premier symptôme de l'affection, il est difficile dans ces circonstances de se prononcer de suite sur la valeur de cet accès et de déclarer si l'on vient d'observer une crise d'angine de poitrine idiopathique ou symptomatique d'une inflammation commençante de l'aorte thoracique. En tenant d'abord compte de l'âge du malade et des causes qui ont paru provoquer l'accès, on peut dire qu'en général l'angine de poitrine non symptomatique d'une affection vasculaire est d'un aspect moins sévère et laisse après elle un calme absolu qui n'est guère aussi prononcé dans celle qui révèle le début d'une maladie de l'aorte. Les accès qui s'observent quelquefois chez les femmes hystériques et qui peuvent éveiller des craintes, d'autant qu'ils sont souvent accompagnés de battements très-énergiques dans la poitrine, sont accompagnés d'autres symptômes nerveux qui mettent sur la voie de leur véritable nature. Du reste il est encore un signe capable d'écarter dans ces faits l'idée d'une lésion aortique commençante ; c'est que de pareils accès, qui se montrent la nuit, ne se développent pas après les efforts et sont beaucoup plus sous la dépendance des causes morales que les accès symptomatiques. Dans tous les cas, la marche des accidents s'aggravant d'une façon progressive et rapide dans l'aortite aiguë permettra vite d'en reconnaître la véritable cause. Il faut dire pourtant, que dans quelques cas, on a pu voir des attaques d'angine de poitrine promptement mortelles, et dans lesquelles l'autopsie n'aurait révélé aucune lésion du côté de l'aorte. Si de tels faits ont été bien observés, le diagnostic différentiel nous paraît alors impossible.

Il nous reste à signaler une erreur qu'on pourrait à la rigueur commettre en présence de la sensation de battements énergiques sur le trajet de l'aorte. L'absence complète de troubles plus sérieux permettra dans tous les cas d'établir avec facilité leur origine purement *nerveuse*.

PRONOSTIC.

L'aortite aiguë porte naturellement avec elle un pronostic très-grave et doit faire craindre une mort rapide et d'autant plus terrible qu'elle arrive souvent d'une manière subite. Mais il existe sur la marche de la maladie des probabilités qui sont plus ou moins fâcheuses suivant les circonstances. C'est ainsi que l'âge doit entrer en grande considération pour préjuger de la tournure que prendra l'affection. On a vu en effet que la mort n'était pas fatale, et que le processus pouvait s'arrêter et s'éteindre parfois complètement. Or cette terminaison heureuse se voit plutôt dans un âge avancé. C'est ainsi que la personne soignée par M. le docteur Bucquoy était âgée de 77 ans et qu'elle a maintenant atteint 85 ans sans avoir présenté de nouvelles poussées d'aortite. Il ne faut pourtant pas exagé rerles choses, et un malade que nous avons observé et qui a pu sortir de l'hôpital, n'était âgé que de 37 ans. Il est vrai que son état n'était seulement qu'amélioré sans que la guérison fût complète.

L'état de santé au milieu duquel débute l'aortite peut aussi en aggraver le pronostic. Quand celle-ci s'établit d'une manière subite, ou dans le cours d'un rhumatisme, par propagation d'une endocardite, sa marche est souvent plus rapide. Si au contraire le début n'a pas été brusque, qu'il a été précédé pendant quelque temps d'oppression, de palpitations, avant que le processus inflammatoire ne fût définitivement constitué, la maladie procède ordinairement sous forme de poussées successives et peut s'arrêter dans son cours.

Quand il existe une lésion mitrale préexistante, la marche n'en paraît pas autrement accélérée, malgré cette cause surajoutée de gêne circulatoire, mais les rares chances de guérison sont encore diminuées.

Dans les faits où l'aortite affecte une allure saccadée, en avançant par poussées irrégulières, il est bon de pouvoir dire dans leur intervalle si le calme va persister ou si une nouvelle apparition des accidents est imminente. C'est alors qu'on trouve un point de repère très-précieux dans la mesure quotidienne de la quantité des urines. Si on en voit le taux s'abaisser, on doit prévoir l'apparition de nouveaux accidents sous peu de jours. Ainsi, dans l'Obs. VI, on a pu, à plusieurs

reprises, prédire à l'aide de ce moyen la réapparition
des symptômes et annoncer que la guérison n'existait
seulement qu'en apparence.

TRAITEMENT.

Il se trouve dans le cours de l'affection des indications thérapeutiques nombreuses , et s'il existe peu
d'espoir d'obtenir la guérison, on peut tout au moins
produire un grand soulagement en calmant la douleur.
Comme celle-ci est souvent la source principale de la
dyspnée, on est heureux d'agir du même coup sur ce
symptôme très-pénible par lui-même. De toutes les
médications pouvant avoir quelque prise sur les phénomènes douloureux, ce sont certainement les injections de morphine qui jouissent à juste titre de la plus
grande réputation. Elles peuvent s'employer le soir
pour prévenir les accès habituels de la nuit et combattre
l'insomnie ; mais on en retire aussi un grand bénéfice
au début des attaques douloureuses. C'est ainsi que
dans l'obs. XI, rapportée surtout dans le but de prou-
ver cette influence, une crise violente paraissant sur le
point d'entraîner la mort, a pu céder très-rapidement à
une injection sous-cutanée de deux centigrammes de
chlorhydrate de morphine. Il faut dire que les résultats
ne sont pas toujours aussi brillants, et le même moyen
employé dans l'obs. VIII n'a eu aucune puissance sur la
terminaison rapide de l'affection. Pendant l'accès de
suffocation, les vapeurs de datura ou d'autres solanées
peuvent rendre aussi de réels services. Un moyen qui
paraît plus dangereux, et dont il ne faudrait pas

abuser, est l'inhalation de vapeurs d'éther ou de chloro-
forme.

On peut encore associer aux injections de morphine
les différents sédatifs du système nerveux, le bromure
de potassium, le bromure de camphre, mais leur action
semble beaucoup moins énergique, et surtout moins
rapide.

Le chloral paraît donner des résultats meilleurs, et
son usage dans le cours de l'affection a plusieurs fois
produit des effets que n'avaient pu donner toutes les
autres médications habituelles. Malgré l'action hypos-
thénisante sur le cœur qu'on lui a attribuée, il n'est
amais résulté d'accidents de son emploi dans une maladie où la mort par syncope est pourtant toujours
imminente.

Avec ces substances qui agissent sur l'économie
tout entière, il est souvent bon d'employer des sédatifs jouissant d'une action locale. La sensation de brûlure, de chaleur interne, est quelquefois si intense qu'il
faut alors recourir aux applications constantes de glace
sur la région antérieure de la poitrine. C'est le seul
moyen qui ait paru procurer quelque soulagement aux
souffrances continuelles du malade qui fait l'objet de
l'obs. I, et s'il n'a aucune valeur pour arrêter la marche de la maladie, on ne peut lui refuser le mérite de
calmer la douleur.

En même temps que cette dernière, le processus aigu
semble aussi pouvoir se modifier dans le cours de la
maladie sous l'influence d'applications révulsives au
niveau de l'origine de l'aorte. C'est ainsi que les vési-
catoires paraissent produire un certain calme qui dure

au moins quelque jours. On peut même dans certains cas user de moyens plus énergiques et recourir à l'application d'un cautère. Les ventouses scarifiées, l'application de sangsues à la région précordiale donnent aussi quelquefois de bons résultats.

Dans une affection qui retentit directement sur la circulation, il ne faut pas négliger les agents qui s'adressent au muscle cardiaque. Pendant les périodes de trouble dans les contractions du cœur, quand cet organe paraît faiblir et que l'œdème envahit les membres inférieurs, on se trouve bien alors de l'emploi de la digitale, associée à la jusquiame sous forme pilulaire ; elle produit quelquefois un grand calme pourvu que son action n'en soit pas trop longtemps prolongée. Il est inutile en effet de faire remarquer ici, qu'en insistant sur cette médication, on produirait un effet contraire à celui qu'on se propose.

Du reste, dans le cas où l'œdème se manifeste, les médications sont toujours identiques à celles qui fournissent à cette période les affections du cœur en général. Régime lacté, diurétiques, purgatifs variés, trouvent alors place dans le traitement de l'aortite.

Mais existe-t-il un médicament qui ait une valeur spéciale s'adressant à l'affection en elle-même. L'iodure de potassium paraît, sans contredit, avoir dans quelques cas une certaine prise sur la marche du processus, et cette remarque thérapeutique rapproche encore de l'anévrysme de l'aorte l'affection qui nous occupe. Quelle est alors son action ? Ce serait difficile de le dire au juste, mais on devra toujours y avoir recours dans une maladie, contre laquelle on a si peu de ressources actives à sa disposition.

Dans le cours de l'aortite aiguë, il ressort quelquefois des données thérapeutiques spéciales en face des complications qui peuvent s'y rencontrer. Ce sont alors la pleurésie et la péricardite qui réclament le plus souvent une intervention, mais sans présenter ici d'indications particulières.

CONCLUSIONS.

1° Le nom d'aortite aiguë s'applique à l'inflammation aiguë des parois du vaisseau dans toute leur épaisseur.

2° Cette affection demande le plus souvent pour s'établir une lésion chronique préexistante de l'artère.

3° Les symptômes sont surtout constitués par l'oppression, la sensation de poids, de brûlure rétro-sternale traversées par des crises que constituent de véritables accès plus ou moins intenses d'angine de poitrine. A ces phénomènes douloureux s'ajoutent ordinairement des souffles variables suivant le trajet de l'aorte ascendante, avec augmentation de la zone de matité de cette artère et avec des caractères spéciaux du pouls.

4° L'hypertrophie considérable du cœur, la fréquence de la péricardite, la marche ordinaire par poussées successives et la mort subite sont les principaux phénomènes marquants de cette maladie.

5° Ces symptômes décrits pour la plupart soit comme une forme d'athérome, soit comme des accidents nerveux liés à une insuffisance aortique, se rapportent uniquement au processus inflammatoire aigu qui a envahi les parois du vaisseau.

6° L'affection avec laquelle l'aortite aiguë se confond le plus souvent est l'anévrysme de l'aorte. L'existence des phénomènes de compression dans un cas, leur absence dans l'autre est le meilleur signe qui puisse permettre d'en établir la distinction.

7° L'indication thérapeutique principale est de combattre la douleur par différents moyens et de chercher à modifier le processus inflammatoire à l'aide des révulsifs.

Observations.

Observation I (personnelle).

Aortite aiguë avec légère insuffisance aortique. Péricardite sèche.
Mort subite.

P... Léon, 35 ans, couvreur, a encore son père qui se porte très-bien et a
perdu sa mère de suite de couches. Il est le seul de la famille qui ait
éprouvé quelques désordres du côté du cœur.

A l'âge de 24 ans, étant encore au service militaire, il tombe à l'eau, et
éprouve, quatre à cinq jours après, des douleurs avec gonflement dans les
coudes et les épaules. Jamais il n'a eu d'autres articulations prises, mais a
été obligé alors de garder le lit deux mois, sans qu'il eût éprouvé de palpitations, ni subi de traitement indiquant une complication cardiaque. Après
cette maladie, il est encore resté huit ans au service, et a repris ensuite son
métier de couvreur. Mais il éprouvait déjà après les fatigues, un peu d'es-
soufflement qui n'a jamais nécessité le repos.

Il n'a pas eu la syphilis, et convient franchement de ses excès alcooliques
qui n'ont amené pour tout désordre que des rêves professionnels continuels.

Il y a trois ans, étant en Afrique, il fut sujet pendant trois mois, à des
accès de fièvre quarte qui cédèrent à l'usage du sulfate de quinine. Mais
son affection intéressante remonte à six mois seulement. Alors, il commença,
au milieu d'une santé très-bonne, à souffrir de palpitations et d'une douleur
dans les deux bras, que rejoignait comme une barre transversale. La crise
revenait vers 7 h. du soir, seulement, tous les dix jours, sans cause appréciable. Il fut alors obligé de garder le lit et fut soigné à l'aide de vésica-
toires et de teinture de digitale.

1er février 76. Il entre à l'hôpital, dans le service de M. le Dr Bucquoy,
et y reste trois jours, pendant lesquels il ne présenta aucune crise douloureuse, ne se plaignant que de palpitations, sans œdème ni aucune congestion viscérale.

Un moment de répit lui permet de travailler du premier au quinze mars.
Mais alors, il lui vient comme une gêne épigastrique continuelle qui
augmente rapidement et lui rend impossible la marche à contre vent, mais
sans accès d'oppression.

Léger.

Il revint à l'hôpital Cochin. C'est un homme vigoureux, très-sec, sans fièvre, et ne présentant aucune trace d'œdème.

Cet individu est baigné de sueurs, mal à l'aise, accusant une gêne continuelle dans la région rétro-sternale, et une difficulté assez grande de la respiration, son teint est un peu bistre, son apparence fatiguée. La pupille gauche est un peu plus petite que la droite. Au cou, les artèrent battent énergiquement, sans dilatation veineuse.

La sous-clavière gauche est remontée de manière à se dessiner sous les téguments et rend de ce côté les battements visibles encore plus énergiques. Frémissement au doigt sur le trajet de ces artères.

Le pouls radial est régulier, bondissant, retombe brusquement et paraît égal des deux côtés. Mais le sphygmographe donne du côté gauche, une ligne beaucoup moins élevée qu'à droite. La ligne d'ascension est perpendiculaire, terminée par une pointe aiguë, sans crochet ni plateau, et la ligne de descente est aussi brusque.

Au cœur, l'impulsion est vigoureuse et très-étendue, ainsi que la matité. Les battements sont sourds, avec ébranlement marqué de la région précordiale.

Le 4. La pointe bat dans le sixième espace, et en dehors du mamelon, à son niveau, existent un léger bruit de souffle systolique et un second diastolique aspiratif. Le premier va, se renforçant un peu vers la base qu'il franchit pour se propager le long de l'aorte ascendante.

La respiration est profonde, peu fréquente, quoique assez gênée et il existe à la base des deux côtés, en arrière, des râles ronflants et sous-crépitants.

Infusion de polygala. Julep avec 15 gr. de sirop de Tolu et de sirop diacode.

Le 18. L'oppression continue et il s'est établi un léger œdème autour des malléoles. Julep avec 75 cc. de teinture de digitale.

Le 22. L'œdème a complètement disparu. L'auscultation du cœur fait entendre en même temps que les signes stéthoscopiques précédents quelques frottements vers la pointe. Suppression de la digitale

Le 26 au soir. Le malade se plaint d'avoir éprouvé par trois fois dans la journée, cette sensation de barre à la partie supérieure du sternum, qu'il compare à des crampes, à des tiraillements très-douloureux, mais n'augmentant pas son oppression. Ces douleurs se propagent dans les deux bras; surtout à gauche, sans dépasser le coude. Elles n'ont duré que cinq ou six minutes, et ont disparu tout à coup comme elles étaient venues. Autrefois, leur durée était de cinq ou six heures. Pendant ces petites crises, les palpitations deviennent beaucoup plus fortes, et le malade sent des battements dans tous les membres, mais surtout à l'épigastre et à la naissance du cou.

P. avec iodure de potassium, 75 cc.

Le séjour au lit devient impossible à cause de la dyspnée. Une piqûre de morphine procure une nuit calme.

29 mai. Les battements du cœur, toujours sourds et étouffés avec impulsion vive, deviennent irréguliers. Alors, le bruit de souffle du second temps n'est plus perçu à la pointe et s'entend dans le lointain, un peu au-dessus de son niveau et près du bord du sternum, mais manquant même ici à quelques contractions du cœur. Le bruit de souffle du premier temps ne se perçoit qu'au niveau de la base. Dans l'aorte, le second bruit n'est toujours pas soufflant, et la zone de matité de cette artère, reste normale. Les crises douloureuses persistent. On remplace l'iodure de potassium par 4 gr. de bromure de potassium.

8 juin. Les redoublements douloureux ont cessé depuis quelques jours, mais le malade se plaint constamment d'une barre à l'épigastre, d'une constriction qui l'empêche de se baisser.

Le 11. Les battements du cœur se sont régularisés, et l'on perçoit plus nettement les souffles décrits plus haut. Mais sur tout le trajet de l'aorte ascendante les bruits se sont modifiés : le premier est roulé plutôt que soufflant, et le second est devenu nettement soufflant. Ces caractères ne se propagent pas le long de la colonne dorsale, où l'aorte ne donne que des battements sourds. Le doigt plongé au-dessus du sternum ne sent pas d'impulsion. Il existe toujours une barre à l'épigastre, et la pression à ce niveau, est très-douloureuse. Il ne se manifeste pas dans le dos de douleur analogue, quelquefois pourtant au niveau de l'angle inférieur de l'omoplate gauche. Quelques instants de marche ont suffi pour faire reparaître les irrégularités du cœur.

Cet état persiste sans grand changement, sans que les crises douloureuses deviennent plus fréquentes. Le malade les prévoit en ressentant dans le bras gauche, une douleur qui commence en dedans du coude, s'étend vers l'épaule et se prolonge bientôt en barre transversale au devant de la poitrine. Quand elle a gagné ainsi le bras droit, l'accès d'oppression s'établit. Ordinairement aussi, cette douleur prémonitoire, au lieu de commencer par le bras, débute par la poitrine.

Le 19. Les accès sont encore plus fréquents ; et le 21, à l'état de malaise permanent, viennent se joindre de fréquentes envies de vomir. Le malade rejette sa potion. Les pupilles sont maintenant franchement inégales ; la gauche, rétrécie et paresseuse. La droite, agrandie et paraissant mieux se contracter. Les bruits du cœur sont toujours sourds, irréguliers, et l'on perçoit maintenant au niveau de la partie supérieure du sternum le double bruit de soufflet, très-net, surtout quand le cœur reprend après une intermittence.

Il existe toujours à l'épigastre une douleur en demi-ceinture qui l'oppresse constamment, et que la pression exagère.

Cependant, il n'existe toujours de stase sanguine en aucun point. Le foie seul paraît déborder les fausses côtes de 2 centimètres, mais commence assez bas, à deux travers de doigt au-dessous du mamelon, de sorte qu'il ne doit pas être augmenté de volume, mais seulement abaissé. Le poumon plein de râles sibilants, avec inspiration sèche, est emphysémateux. On supprime le bromure de potassium et on applique un vésicatoire sur la région précordiale. Deux cuillerées de vin diurétique. Le soir, les pupilles sont revenues sensiblement égales.

Le 22. Il n'y a pas eu de nouvelles crises, mais le malaise général et l'oppression constante ont augmenté. Le malade s'affaiblit, est constamment baigné de sueurs, toujours sans la moindre trace d'œdème.

Le 23 au matin. La pupille droite est sensiblement plus petite que la gauche, et le soir, on remarque le contraire.

Le 24. Les vomissements sont presque continuels, mais peu abondants. La gêne épigastrique est toujours aussi considérable, mais les véritables crises ne sont pas revenues. On remplace le vin diurétique par une potion de Rivière.

Le 25. L'état général est misérable. Agitation extrème, nausées constantes. Presque à chaque instant, il passe des douleurs tantôt le long d'un bras, tantôt le long de l'autre, et on ne remarque plus de crises franches au milieu de cet ensemble. Les sueurs continuent aussi abondantes. Battements du cœur tumultueux, empêchant la perception de bruits de souffle. L'auscultation de l'aorte ascendante fournit toujours les mêmes signes. Pouls un peu moins vibrant et irrégulier. Il existe maintenant un peu d'œdème autour des malléoles.

Le 26. Les vomissements continuent avec sensation de courbature dans tous les membres. Sentiment de brûlure intense, rétrosternale et s'étendant à tout le devant de la poitrine, ne se prolongeant pas le long du dos. Les 2 pupilles sont aujourd'hui égales et étroites. Glace intus et extra.

Cependant, le double bruit de souffle au niveau de la poignée du sternum s'accuse davantage, sans que la matité aortique soit augmentée. A l'aucultation des crurales, on perçoit un souffle brusque et très-fort au premier temps, au second temps, il en existe un très-doux, seulement perçu quand le stéthoscope n'appuie que légèrement. Au cœur, les bruits n'ont pas changé. Les crises douloureuses sont revenues plus fortes.

Le 30. Les vomissements qui avaient persisté jusque-là, cessent brusquement. On trouve dans le crachoir, un crachat sanglant, rouge brun, hémoptoïque. C'est le premier accident de ce genre qui soit arrivé au malade. L'auscultation ne révèle que quelques frottements dans la fosse sous-épineuse gauche.

1er juillet. Les souffrances sont moindres, les crises plus éloignées. Le malade se sent mieux, et pourtant, il est dans un état bizarre, a l'air égaré, est devenu très-irritable, La parole est entrecoupée, sans grande gêne de la respiration. Il existe un peu de toux et une expectoration vitreuse, collante,

peu abondante, sans que l'auscultation du thorax révèle de signes nouveaux.

Le 3. On perçoit quelques râles sous-crépitants à la base, surtout du côté
gauche. Toute trace d'œdème a disparu, mais l'état général est toujours
mauvais. Le malade amaigri a le teint plombé. Il reste sur le dos sans répondre aux questions. A un moment, il s'assied sur le lit, le cou tendu, la
tête renversée en arrière, et semble dormir dans cette position. D'autres fois,
il se plie en deux, la tête entre les jambes. Enfin, il n'est bien dans aucune
position. Quand on l'interroge, il ne répond pas, ou tardivement, très-lente-
ment, et finit par dire qu'il souffre de partout, que tous ses membres sont
brisés. La sensation de chaleur rétro-sternale est intolérable et s'étend à
toute la région antérieure du thorax, surtout vers la base de la région précordiale, et le malade promène constamment une vessie de glace sur tous
ces points, pour se soulager un peu.

Enfin, le 4. Plongé dans cet état de souffrance continue, sans qu'il parût
alors y avoir de redoublements bien marqués, il se lève brusquement sur
son séant en criant : de la fraîcheur, et retombe raide sur le lit. Il était
mort,

A l'*autopsie*. Dans le thorax : Saillie énorme du cœur, qui occupe la région antérieure et gauche presque tout entière.

Le péricarde pariétal est sain, ne contenant pas plus de 40 gr. de sérosité citrine. Quand on l'a incisé, on trouve derrière l'aorte quelques filaments tenus avec de petits dépôts grenus, rosés, formant 2 ou 3 îlots au
niveau de l'angle de jonction du péricarde avec la partie postérieure de
l'aorte, et au devant de la branche droite de l'artère pulmonaire. Aspect
légèrement hérissé tout le long de la portion péricardique de l'aorte et de
l'artère pulmonaire. Derrière l'aorte, les deux feuillets du péricarde sont
très-vascularisés.

Sur le cœur lui-même, il existe une teinte opaline presque générale. On
voit une plaque laiteuse en avant et au-dessus de la pointe, ainsi qu'à la
jonction de l'artère pulmonaire avec l'infundibulum. La première est entourée
complètement par un réseau vasculaire très-fin et très-serré.

Le cœur est énorme. Son poids vide de caillots est de 875 gr. Sa hauteur
(jusqu'à l'anneau aortique est) de 16 cent. 7. La largeur la plus grande
(environ à l'union du 1/4 supérieur avec les 3/4 inférieurs) est de 20 c. 5.
A son ouverture : ventricule droit rempli d'un caillot noirâtre. La cloison
est fort refoulée dans ce ventricule qui est très-petit, surtout en le compa-
rant au volume du cœur. L'artère pulmonaire et ses valvules, l'orifice et la
valvule tricuspide sont sains.

Le ventricule gauche dilaté et à parois épaisses est rempli par un caillot
noirâtre. La surface interne présente des îlots jaune graisseux, et en un
point une tache violacée, comme ecchymotique. La valvule mitrale est

saine, mais l'orifice a participé à la dilatation du ventricule et laisse facilement passer trois doigts.

L'aorte fait dans le péricarde une légère saillie globuleuse au niveau de
laquelle on a déjà noté les signes de péricardite qui y existaient. La tunique
externe est épaisse, sans taches ecchymotiques. Mais l'artère est en somme
peu dilatée et ne présente pas plus de 82 millim. de tour. A son intérieur,
elle est remplie par un caillot noir, non adhérent, agonique. En plongeant
le regard au fond de la lumière du vaisseau, on voit les valvules rappro-
chées, ne laissant pas entre elles au centre un intervalle plus grand que 2
ou 3 millim., et l'expérience de l'eau montre aussi que l'insuffisance est peu
prononcée. Ces valvules sont saines, relativement surtout à l'état de
l'aorte. Le bord libre seul en est peut-être légèrement rigide. La surface
interne de l'aorte est d'une teinte jaune, un peu terne, sur laquelle se détachent des îlots moins pâles, de consistance élastique, ayant pour la plupart le caractère des plaques gélatineuses et faisant un relief notable dans
l'intérieur du vaisseau. La première portion de l'aorte en est toute parse-
mée, surtout à son origine et ne présente pas entre ces saillies de plaques
crétacées. Autour de la naissance du tronc brachio-céphalique existe une
plaque en forme de couronne, se prolongeant dans son intérieur et com-
mençant à se crétifier en un point. Au-dessous de la carotide gauche, l'aorte
devient plus saine. Il existe encore au milieu de sa position thoracique une
plaque ellipsoïde, de 2 cent. de longueur, étendue dans le sens du vaisseau, moins surélevée que celles de l'origine de l'aorte.

A partir de ce point toute altération disparaît. Au-dessus de la valvule
sigmoïde gauche, la paroi du vaisseau a cédé dans toute son épaisseur, en
formant un godet admettant le pulpe du pouce et rendu lui-même irrégulier par des plaques molles, un peu élastiques, surplombant sa surface
interne. Au sommet de cette dépression, l'épaisseur des parois est un peu
diminuée. Sur la gauche de cette ampoule existe une tache violacée ecchymotique. La coronaire gauche naît à 3 millim. en arrière et ne paraît pas
avoir changé de calibre à son origine. Au-dessus de son embouchure
existent trois ou quatre petits points jaunes, saillants, gros comme une tête
d'épingle.

L'examen microscopique des lésions de l'aorte montrait bien le processus
aigu qu'elles avaient suivi. La tunique interne était épaissie dans sa totalité,
présentant au niveau des plaques gélatineuses un renflement considérable,
seulement au niveau duquel existaient des cellules embryonnaires dans les
couches les plus superficielles. La tunique moyenne était elle-même infiltrée
par places de cellules embryonnaires et notablement plus épaisse. Enfin
la tunique externe, participant aux mêmes altérations, présentait surtout
de nombreux vaisseaux et des îlots encore plus nombreux d'éléments embryonnaires, infiltrés jusque dans ses couches les plus externes.

Les plèvres ne présentaient aucune adhérence, contenant quelques cuillerées de liquide dans leur cavité. A la surface externe du poumon gauche près de la base, îlot d'environ 8 cent. carrés, un peu bombé, résistant en même temps que plus friable et recouvert par une plèvre villeuse et dépolie. La coupe du poumon en ce point est noirâtre et montre les lésions de l'infarctus. Le reste du parenchyme de ce côté est sain. Le poumon droit ne présente que de l'emphysème.

La muqueuse stomacale au niveau du bord supérieur de la valvule pylorique forme une petite saillie en cul de poule, comme pustuleuse et dont le sommet est creusé d'une cavité cratériforme à bords minces et réguliers. La consistance en est moilasse et le fond de l'ulcération qui creuse le sommet de cette saillie paraît faire hernie sous la pression à travers les bords. Du reste, aucun changement de couleur au niveau de ce mamelon qui est grand comme la moitié d'une pièce de 20 centimes. Le reste de la muqueuse ne présentait que des altérations cadavériques.

Le cerveau, les reins et les autres organes sont sains.

OBSERVATION II (due à l'obligeance de M. le Dr Bucquoy).

Lésions athéromateuses précoces. Aortite aiguë consécutive. Péricardite. Mort subite.

X..., 33 ans, blond lymphatique, donnant peu de renseignements à cause de son origine étrangère, avouant quelques excès alcooliques antérieurs. Depuis cinq semaines il éprouvait des palpitations légères ne l'empêchant pas de travailler, quand, il y a huit jours, ces palpitations devinrent beaucoup plus fortes et s'accompagnèrent d'une douleur précordiale et d'un sentiment d'angoisse encore extrêmement prononcé à son entrée à l'hôpital.

Le teint est pâle, légèrement cyanosé ; la dyspnée intense, la douleur précordiale vive, s'étendant vers l'épaule et même jusqu'au coude du côté gauche. Il existe quelques vertiges, sans fièvre, sans albuminurie, sans œdème, avec un appétit normal. A la région précordiale on constate une légère voussure. La pointe du cœur bat dans le sixième espace, à 2 cent. en dehors du mamelon. La matité est étendue dans les deux sens. Les battements sont réguliers, mais sourds, comme étouffés, sans souffle ni à la pointe ni à la base. On constate seulement un léger frottement au niveau de la base.

Le lendemain ce frottement péricardique est plus accusé, situé au dedans de l'aire des bruits mitraux et a gagné la base, du côté de l'artère pulmonaire où il offre un timbre rude, râpeux, surtout au second temps. Les pouls sont différents, le droit ayant peu d'amplitude, le gauche marqué par une ligne d'ascension très-étendue, avec une ébauche de crochet beaucoup moins marqué que dans l'insuffisance aortique.

Le surlendemain, angoisse et oppression croissantes, malgré la diminution de la douleur précordiale. Mort le soir par syncope en cherchant à s'asseoir.

A l'autopsie, le cœur est d'un volume considérable et présente une plaque laiteuse triangulaire sur sa face antérieure au niveau du ventricule droit. L'extrémité inférieure de son bord gauche est recouverte d'une fausse membrane villeuse, dépolie, donnant à cette partie l'aspect d'une langue de chat. Au niveau de la face antérieure de l'artère pulmonaire, une fausse membrane lâche et mobile adhère au feuillet pariétal du péricarde. Cette enveloppe séreuse est du reste vascularisée dans toute son étendue, mais surtout au point où elle recouvre l'origine des gros vaisseaux.

En incisant le cœur, ses parois apparaissent très-épaisses. Les valvules aortiques et mitrales sont parfaitement saines.

L'aorte dans sa portion péricardique est très-injectée à l'extérieur, et va usqu'à présenter des taches ecchymotiques dans l'épaisseur de sa tunique externe. Au niveau de la portion ascendante de la crosse, ses parois ont cédé en forme d'ampoule d'environ 1 cent. de diamètre.

La surface interne du vaisseau est couverte de plaques athéromateuses très-étendues, se continuant entre elles, offrant par place des traces de ramollissement, d'ulcération et aussi des encroûtements calcaires. En d'autres points, apparence d'injection vive et plaques gélatiniformes. Ces lésions s'étendaient dans toute l'aorte thoracique.

L'orifice du tronc brachio-céphalique est très-rétréci, permettant à peine le passage d'un stylet et explique bien la différence que présentaient les deux pouls pendant la vie. L'aorte abdominale, les iliaques, les radiales présentent aussi des traces d'athérome. Les artères du cerveau ne sont presque pas atteintes.

Enfin il existe d'anciens infarctus dans les deux reins.

OBSERVATION III (personnelle).

Insuffisance aortique. Athérome de l'aorte. Aortite aiguë consécutive.

Dem. Louis, 52 ans, terrassier, a longtemps servi comme militaire. Il nie tout excès alcoolique, et on ne trouve comme symptôme d'alcoolisme que des rêves pénibles existant seulement depuis quelques temps. Les antécédents n'offrent aucun intérêt. Il n'a eu comme toute maladie que le choléra en 49 et n'a jamais été sujet aux rhumatismes.

Il y a deux ans, comme premier début, il éprouve de temps en temps la sensation d'une barre transversale au niveau de l'épigastre, revenant le matin plutôt qu'aux autres moments de la journée. Il y a six mois, cette sensation pénible devient continuelle en même temps qu'il survient des palpitations. Le malade dit pourtant qu'à cette époque la douleur était quelquefois diminuée par la chaleur du travail.

Toute occupation devient impossible. Il survient de petits éblouissements, qui ne vont jamais jusqu'à la perte de connaissance.

Depuis 4 mois, accès subits d'oppression, revenant sans cause appréciable et sans préférence marquée pour une heure quelconque. Ils sont caractérisés par une constriction subite à l'épigastre qui remonte comme une ligne, tout le long du sternum et l'étreint au niveau de la poignée, sans se prolonger aucunement vers les côtés.

Le 25 juin. Il lui vient un peu d'œdème des jambes, et il entre à l'hôpital dans le service de M. le docteur Bucquoy.

On voit un homme grand, sec, d'aspect vigoureux, un peu anhelant en parlant.

Les extrémités inférieures sont assez œdématiées.

Hypochondre droit un peu bombé. Epigastre sensible. Foie débordant les fausses côtes de 2 travers de doigt. Respiration très-pure. Urines albumineuses.

Le cou est animé de battements à sa base, sans dilatations veineuses. Pouls bondissant, et retombant assez vite avec une artère un peu dure. Egal des deux côtés il présente des inégalités nombreuses, et donne au sphygmographe, une ligne ascendante, élevée, complétement verticale, terminée par une pointe sans plateau ni crochets. La ligne de descente est aussi assez brusque.

Le cœur est volumineux, avec la pointe dans le 6me espace, en dehors du mamelon, donnant une impulsion assez forte.

Au niveau de la pointe, les bruits sont un peu sourds, avec léger souffle systolique qu'on perd en se portant vers l'aisselle, et qui se prolonge en se renforçant du côté de la base. Au bord gauche du sternum, près du 5e espace intercostal, on perçoit en outre un souffle au second temps, profond, et aspiratif, qui se suit jusqu'à l'orifice aortique, mais a son maximun vers le 4o espace intercostal gauche, près du sternum.

Sur le trajet de l'aorte ascendante, double bruit de souffle très-marqué se propageant dans les carotides. Matité précordiale étendue. Matité aortique débordant peu le bord droit du sternum. Aucune impulsion et aucune sensation de battements à la main n'existe à ce niveau.

Les pupilles sont égales. Régime lacté. Piqure de morphine le soir.

Le 9 juillet. L'oppression et les crises douloureuses continuent aussi fortes. On donne une potion avec 2 grammes de chloral. Le lendemain il existe du mieux, sous le rapport de l'oppression, mais l'œdème des extrémités inférieures a augmenté et gagné les bourses.

Le 22. Les crises ont reparu aussi violentes, malgré la morphine et le chloral que l'on change pour 2 gr. de bromure de potassium. Les signes physiques sont du reste les mêmes.

Le 23. Par un temps orageux et une chaleur accablante le malade, dont l'œdème avait notablement diminué, s'était assoupi, quand vers onze heures du matin, il se réveille en sursaut, en proie à une oppression angoissante extrême. Le visage est cyanosé ; la station, même assise, sur le lit est impossible et le mort paraît imminente. On fait une piqûre de morphine qui arrête presque subitement la crise, 5 minutes après, et le soir il ne s'en était pas reproduit de nouvelles.

Le 24. L'oppression a augmenté la nuit, et ce matin la malade est en proie à un délire tranquille.

Le 25. Nouvel accès nocturne d'oppression. Dans la journée, il se lève subitement, comme mû par un ressort et retombe sans connaissance. Après être revenu à lui, il est de nouveau en proie à un délire tranquille. On remplace le bromure de potassium par le chloral.

Le délire continue et devient furieux. Le malade est baigné de sueurs, les yeux hagards, les pupilles restent égales. La camisole de force rendue nécessaire empêche un examen attentif des organes thoraciques. L'œdème n'a pas augmenté et il n'existe plus d'albumine dans les urines.

Le 27. On supprime le chloral pour donner une potion avec 10 centigrammes d'ext. d'opium, et le lendemain le délire disparaît en laissant un peu de vague dans les idées. L'œdème augmente et il survient une inégalité pupillaire assez marquée. La pupille du côté gauche est plus petite.

Le 1er août. Il survient un nouvel accès de délire furieux. On remplace l'opium, dont on avait continué l'usage, par 4 grammes de bromure de potassium, qui ne produisent aucune cédation.

Deux jours après, le délire cesse et l'on peut ausculter minutieusement le le cœur. Les bruits de la base paraissent diminués d'intensité, mais à la pointe on perçoit un bruit de souffle systolique profond ne se propageant pas du côté de l'aisselle

L'oppression est toujours aussi considérable ; mais les crises douloureuses paraissent avoir cédé. L'œdème a de nouveau envahi les bourses et la région inférieure des parois abdominales. Il existe des râles sous-crépitants à la base du côté gauche.

Le malade meurt doucement à 5 heures.

A l'autopsie, le foie et le cœur présentent seuls des altérations notables.

Le foie est gros, avec l'aspect d'un foie cardiaque, paraissant avoir déjà subi un commencement de cirrhose.

Le cœur est très-volumineux, mais flasque. Son poids, sans caillots, mais avec l'aorte ascendante, est de 875 grammes. Le ventricule droit paraît plus petit à cause de l'hypertrophie portant en totalité sur le ventricule gauche. Celui-ci ne présente à l'œil nu aucune altération de la fibre musculaire, mais paraît assez dilaté. L'orifice mitral a suivi ce mouvement d'expansion et admet facilement le passage de trois doigts. La valvule mitrale est souple, sans taches opalines, excepté à la base de son feuillet droit où il existe une îlot jaunâtre très-circonscrit.

La valvule, très-ample, paraît s'être prêtée à la dilatation de l'orifice et du ventricule.

L'orifice aortique est largement insuffisant. Les valvules sigmoïdes sont dures, rigides, rugueuses au toucher et conservent leur direction horizontale quand on étale l'aorte. L'anneau aortique, apparaît à la coupe, sous forme triangulaire, grenue, d'une dureté pierreuse et présentant 8 millimètres d'épaisseur.

L'orifice aortique a lui-même 10 centimètres de pourtour, et l'aorte, au-dessus de lui, se dilate encore pour donner 11 centimètres de circonférence.

Les parois du vaisseau sont dures et épaissies. Son intérieur ne présente plus dans toute l'étendue de la crosse le plus petit îlot de surface saine, et d'un aspect jaune sale, rugueux, hérissé de plaques calcaires qui séparent des lignes d'un gris cendré. Il existe au niveau de l'origine de l'aorte quelques petits îlots noirâtres, hémorrhagiques.

L'origine du tronc brachio-céphalique et des artères sous-clavière et carotide gauche n'est pas altérée dans ses dimensions et l'altération ne se continue pas dans l'intérieur de ces vaisseaux.

L'accentuation des lésions anciennes de l'aorte rendait ici difficile l'appréciation des altérations aiguës. Mais à l'examen micrographique, on trouvait la tunique interne épaissie, lamelleuse, déchiquetée à sa surface. En un point, on voyait, dans les couches superficielles, un îlot de cellules embryonnaires allongé dans le sens du vaisseau et dont l'une des extrémités s'insinuait sous un petit dépôt athéromateux qu'il circonscrivait à sa face profonde. Au niveau des limites de la tunique interne existaient encore des amas irréguliers de cellules enbryonnaires plus petites et se prolongeant dans l'épaisseur de la tunique moyenne. Il s'en trouvait aussi, mais en quantité moins considérable, dans cette dernière, où les cellules étaient alors disposées suivant les bords de grandes fentes longitudinales paraissant formées par l'écartement des fibres élastiques. Cette tunique moyenne était du reste plus épaisse.

En un point les éléments nouveaux se continuent dans la tunique externe qui paraît très-vasculaire.

OBSERVATION IV (personnelle).

Aortite aiguë, péricardite. Pleurésie. Mort par syncope.

Marie, âgée de 55 ans, femme de ménage, n'a jamais fait de maladies, et ne présente aucun antécédent rhumatismal. Elle n'est pas alcoolique ou du moins il n'existe rien qui permette de le supposer.

Elle attribue à sa maladie une cause accidentelle. Au mois de juillet 74, à la suite d'une grande fatigue, elle avait été surprise par un étouffement passager.

Quelque temps après cet accident reparut, puis ces crises devinrent plus fréquentes en même temps qu'à la gêne de la respiration, il se joignait une douleur très-vive dans le bras droit, surtout au niveau du deltoïde, avec anxiété, et gagnant le sein, pour disparaître. Ensuite cet accès douloureux; accompagné d'une sensation pénible localisée derrière le sternum et plutôt à droite, revient avec chaque étouffement qu'il précède de 10 minutes environ, à l'état seulement de malaise au début.

Depuis six mois, le décubitus était devenu impossible, les palpitations plus fréquentes et la malade gardait le repos chez elle.

La persistance des accidents l'engage à venir à l'hôpital Cochin, où elle entre dans le service de M. le docteur Bucquoy.

C'était une femme d'apparence robuste, mais avec un teint d'une pâleur donnant d'abord l'idée d'une albuminurie. Mais il n'existait pas d'œdème, et les urines étaient normales sans albumine. La malade disait du reste n'avoir jamais été enflée, ni de la face ni des jambes.

On la trouve à la visite, en proie à une oppression peu marquée, mais qu'augmentent notablement les explorations. C'est l'inspiration qui est surtout profonde, à type costal inférieur, mais sans grande fréquence.

Le thorax est un peu bombé en avant, mais elle s'est toujours connue avec cette conformation. Il n'existe pas de veines saillantes à ce niveau.

A la base du cou, on voit du côté gauche une impulsion marquée, isochrone aux battements du cœur et la jugulaire y est entièrement gonflée. A droite, le soulèvement pulsatif est beaucoup plus prononcé, dessinant même des sinuosités au passage de la sous-clavière sur laquelle le doigt arrive facilement.

Le pouls est peu fréquent, avec impulsion brusque et très-forte, et retombe de suite. Le gauche est manifestement plus fort que celui du côté droit. Le sphygmographe retrace nettement cette différence et donne de plus une ligne ascendante brusque, avec un plateau un peu arrondi au sommet et une descente moins rapide que la ligne de montée, sans crochet d'insuffisance.

La pointe du cœur bat dans le 6e espace intercostal, un peu en dehors de la ligne mammaire où l'on perçoit, ainsi que dans toute la région précordiale, une impulsion vive, dénotant avec la matité, l'hypertrophie assez considérable du cœur. Au niveau de la pointe on perçoit un léger bruit de souffle systolique, ne se continuant aucunement du côté de l'aisselle et paraissan propagé de la base. A la partie interne du 2e espace intercostal droit commence un double murmure systolique et diastolique qui va s'accentuant vers le tiers interne de la clavicule sous laquelle, il acquiert son maximum en produisant un bruit de va et vient très-marqué.

Dans les artères, au cou et surtout à droite, les deux bruits s'y perçoivent, Au pli de l'aine, l'impulsion est forte mais le murmure du second temps ne s'y rencontre pas.

La percussion donne une matité étendue au niveau de la région précordiale, mais au niveau de la partie supérieure de l'aorte, elle dépasse très-peu le bord droit de cet os et ne peut révéler par conséquent une dilatation de cette artère.

La palpation montre l'étendue et l'énergie des battements du cœur, mais ne révèle ni impulsion, ni soulèvement sous la clavicule droite.

Les pupilles sont égales, la voix normale et la respiration pure des deux côtés. L'état général est bon. On donne 75 centig. d'iodure de potassium et 2 pilules de digitale et jusquiame par jour.

Trois jours après, le 19 janvier, l'oppression a augmenté un peu ; il est survenu de la toux avec une expectoration purulente, en même temps qu'on perçoit des râles de bronchite aux deux bases. La malade dit alors avoir craché un peu de sang avant son entrée à l'hôpital, sans que les sommets paraissent le siége d'aucune lésion.

Julep diacodé. Ventouses sèches, soulagement de l'oppression.

Le 31. Il survient à la base du thorax une douleur du côté gauche, L'auscultation fait toujours percevoir des gros râles aux deux bases, mais beaucoup plus fins à gauche.

Le 2 février. Le point de côté est toujours aussi violent et augmente singulièrement la dyspnée. On y perçoit une crépitation inégale, fine, inspiratoire seulement et probablement due à des frottements pleuraux. Vésicatoire.

Le 7. Les signes cardiaques n'ont pas varié. La douleur de côté est encore plus vive et il existe maintenant en arrière un souffle doux, voilé, avec œgophonie, et limité en dehors par des frottements.

Le 12. La malade conserve sa dyspnée habituelle, mais les accès paraissent éloignés, et l'angoisse n'a pas augmenté d'une manière notable. Seulement les jambes sont maintenant enflées. Les battements du cœur ont changé de caractère. Ils sont sourds, lointains dans toute la région précordiale, mais la matité n'a pas augmenté d'étendue. Il n'existe pas de voussure, ni d'autres signes de péricardite.

Le 19. La douleur du côté gauche persiste toujours, ainsi que le souffle voilé étendu maintenant dans toute la région postérieure, au-dessous de l'angle de l'omoplate. L'œgophonie est très-marquée et l'œdème des jambes à augmenté. Sirop de nerprum. Les signes et symptômes cardiaques persistent les mêmes.

Le 25. L'oppression avait diminué. La malade qui s'affectait assez de son état était plus contente, quand après avoir déjeuné assez gaiement elle s'affaisse subitement sans accès douloureux.

Autopsie. Le péricarde ne contient pas de liquide, mais sur la face antérieure du cœur, près de la pointe, il existe un ilot grand comme une pièce de un franc, saillant d'au moins 3 millimètres et formé de fausses membranes d'un blanc opalin très-mat, se plissant très-facilement sous la pression du doigt.

Le reste de la surface du cœur est un peu louche, mais ce n'est que près du point de réflexion de la séreuse et sur le feuillet du péricarde lui-même qu'on remarque encore des mamelons très-petits, irréguliers, avec un ou deux filaments celluleux unissant en ce point les deux surfaces opposées de la séreuse.

L'aorte à ce niveau, près de son origine, apparaît globuleuse, formant par sa dilatation un ovoïde saillant surtout vers la droite, de 15 cent. de circonférence et adhérant à sa face postéro-externe, avec le péricarde. Sur le sillon constitué par cette jonction, il s'est formé un dépôt crétacé, finement grenu, en un îlot de l'étendue d'une pièce de 20 centimes.

L'ampoule aortique se prolonge, dégagée du péricarde jusqu'à la base du tronc brachio-céphalique et l'aorte continue son trajet, manifestement dilatée mais d'une manière à peu près régulière à partir de ce point, cette poche, libre de toute adhésion, autre qu'au niveau du péricarde, ne comprime aucun organe.

En ouvrant l'aorte jusque dans le ventricule gauche, la surface interne apparaît malade dans toutes on étendue. Elle est d'un aspect rouge framboisé, sur lequel se détachent des plaques jaunes saillantes au-dessus de la surface de l'artère. La rougeur est moins forte au niveau de la poche dont les parois sont plus dures et épaissies, sutout au niveau du péricarde. On trouve dans l'intérieur de cette poche, un caillot poisseux noirâtre, se prolongeant en haut jusqu'aux limites de la crosse, en cas jusqu'aux valvules sigmoïdes, n'adhèrant en aucun point et laissant voir à son centre une portion jaune grisâtre, décolorée.

Le cœur est volumineux, à parois épaisses et résistantes, et l'hypertrophie porte exclusivement sur le ventricule gauche qui paraît empiéter sur le ventricule droit.

L'orifice mitral n'est pas altéré. La valvule est seulement un peu épaissie vers l'un de ses bords libres. Les valvules sigmoïdes aortiques sont un peu épaissies, dures sur leurs bords, mais non ratatinées. L'orifice aortique paraît seulement un peu dilaté.

Système pulmonaire: La plèvre gauche contient environ 1200 grammes de liquide citrin porté surtout en avant et en bas, vers le cœur par des adhérences pleurales assez molles. Le bord antérieur du poumon de ce côté adhère au péricarde.

Le tissu pulmonaire, ainsi que les autres organes, ne présente aucune altération.

Observation V (personnelle).

Lésions athéromateuses très-avancées de l'aorte. Poussée aiguë à marche rapide. Péricardite. Mort subite.

Leroy, Euph, couturière, âgée de 68 ans, a perdu son père de vieillesse et sa mère dans une attaque d'asthme. Elle-même n'avait jamais été malade, vivait d'un régime assez sobre quand, il y a 18 mois, aurait commencé une bronchite dès le début de laquelle il y eut plusieurs crachats de sang seulement sous forme de filets.

Elle prend alors le lit et l'a gardé presque constamment depuis. Trois mois après apparurent des palpitations. L'oppression date du mois d'août 75. Continue et supportable d'abord, elle s'exaspère bientôt sous forme d'accès terribles. La malade, qui sortait un peu, avait quelquefois de ces redoublements qui la rendaient incapable de regagner sa demeure. Mais alors elle n'a jamais eu de douleur angoissante, d'engourdissement du bras.

Il y a huit jours, comme elle était plus souffrante depuis quelque temps, elle éprouve en changeant de lit un accès d'étouffement tel que la parole est impossible pendant plusieurs heures, et à la suite duquel apparaissent de nouveaux crachements de sang plus abondants. Elle entra alors à l'hôpital Cochin, dans le service de M. le docteur Bucquoy.

C'est une femme assez grande, maigre, dont la figure encore un peu colorée, présente un fond jaune pâle assez marqué. La respiration est fréquente, le décubitus prolongé impossible. Les jambes seules sont infiltrées, mais assez fortement et seulement, depuis 15 jours. La pression éveille une légère douleur à l'épigastre sans que le foie paraisse déborder beaucoup les fausses côtes.

Le pouls gauche est faible, presque inperceptible, et donne pourtant encore au sphygmographe une ligne ondulée, formée d'oscillations assez hautes dont le sommet est complètement arrondi. Le pouls droit est vif, dur, bondissant et retombant de suite. La ligne d'ascension est brusque, haute, terminée en pointe avec une ébauche de crochet, sans plateau, et la ligne de descente également assez rapide. Au poignet, on voit de ce côté la cubitale serpentine, soulevée brusquement pour retomber aussi subitement après. Le cou, sans dilatation veineuse, est agité à la partie inférieure et surtout à droite de soulèvements énergiques. Le doigt y perçoit une impulsion vive, qui à la carotide gauche est plutôt affaiblie. L'artère temporale est serpentine, même à gauche où l'on trouve encore l'impulsion bien moins forte qu'à droite.

A la partie supérieure du thorax, il n'existe pas de dilatation veineuse. Le côté gauche, dans la région sous-claviculaire, paraît peut-être un peu plus proéminent que la même région à droite.

La pointe du cœur bat dans le 6e espace intercostal, sur la ligne mammaire. La main appliquée au niveau de la région précordiale n'y perçoit aucun frémissement; elle ne sent ni battements, ni impulsion dans les régions sous-claviculaires. La percussion décèle une hypertrophie du cœur et donne une matité dépassant latéralement de 4 centimètres le bord droit du sternum, en haut.

Au niveau de la pointe, les bruits sont un peu sourds, sans souffle. Audessus et vers la droite, on perçoit dans le lointain un bruit de souffle au second temps, aspiratif, qui s'accompagne bientôt, dès que l'oreille remonte d'un bruit de souffle au 1ᵉʳ temps, augmentant à mesure qu'on approche de la partie interne du 2ᵉ espace intercostal droit. Là, et un peu au-dessus, les deux bruits ressemblent à une espèce de va et vient,qui se prolonge avec les mêmes caractères sous les clavicules droite et gauche. Mais l'oreille n'a aucunement la sensation comparable à celle éveillée comme par le bruit d'un second cœur dans la poitrine.

Le crachement de sang est passé depuis son entrée, mais elle éprouve une toux sèche et une douleur au côté droit. Il existe de la submatité dans la moitié inférieure du poumon droit en arrière. A ce niveau, il existe des râles sous-crépitants gros, avec affaiblissement et léger chevrotement de la voix en même temps qu'on perçoit un peu de souffle voilé.

Les pupilles sont égales, le timbre de la voix normal. Il n'existe en un mot aucun signe de compression intra-thoracique.

Piqûre de morphine le soir en vue de calmer l'oppression. Régime lacté.

Le 12. La malade n'est pas plus mal, mais a encore eu le soir un accès d'étouffement.

Les battements du cœur sont toujours sourds à la pointe. Au-dessus d'elle on perçoit un bruit doux, systolique, d'un timbre différent de celui qui s'entend à l'orifice aortique, dû très-probablement à un frottement et confirmant l'idée de péricardite qu'on avait eue le 1ᵉʳ jour.

Le 13. Le frottement est remplacé par l'assourdissement des bruits du cœur, de sorte qu'il s'est fait probablement de l'épanchement péricardique. L'état du poumon n'a pas varié; on met un vésicatoire sur le côté droit en arrière.

Le 15. Dans l'après-midi, violent accès de suffocation. La malade le sent venir, localise son étouffement à l'épigastre, sans angoisse rétro-sternale, ne peut rester coucher et se cyanose. Une piqûre de morphine ramène rapidement le calme.

Le 21. L'état du cœur est toujours le même, mais l'œdème a un peu diminué. La malade est contente, se sent mieux et n'a plus eu d'accès de suffocation. Après avoir reçu quelques visites, en mangeant avec plaisir un peu de friandises, elle meurt tout à coup, sans donner aucun signe de sa fin, que l'infirmier reconnaît seulement à l'immobilité prolongée.

Autopsie. Dans l'abdomen, il n'existe pas d'ascite. Le foie légèrement muscade pèse 1480 gr., et la rate 140 gr. Les reins sont un peu fermes, congestionnés, mais très-sains,

Dans le thorax, on trouve un léger épanchement citrin à gauche, d'environ quatre cents grammes de liquide, avec adhérences celluleuses du bord postérieur du poumon.

A droite existe un épanchement plus abondant, également citrin, avec adhérences plus solides du poumon à son bord postérieur, ainsi qu'à toute la circonférence de sa base.

Les deux poumons sont très-sains ; mais à la partie antéro-externe de la base du poumon droit, on trouve un noyau résistant, gros comme une petite pomme, et dont la coupe montre un tissu compact, noirâtre, allant au fond de l'eau.

A côté de lui, existe un autre petit noyau gros comme une cerise.

Le péricarde contient environ deux cents grammes de liquide.

Le cœur est énorme, globuleux, tirant exclusivement son volume du développement du ventricule gauche. Sa surface est opaline par places, au-devant et au-dessous de la pointe et un peu sur sa face postérieure.

L'aorte, qui s'est déchirée par traction au niveau du diaphragme, fait une saillie intra-péricardique débordant à droite et passant au-devant de l'artère pulmonaire qu'elle rejette à gauche. Au niveau de cette saillie globuleuse, le péricarde viscéral à une teinte laiteuse, avec arborisations rosées à la face postérieure et adhérences celluleuses à ce niveau. Il existe également des arborisations au point correspondant de la face postérieure pariétale du péricarde.

A l'ouverture du cœur, le ventricule droit paraît très-petit, avec ses valvules et ses orifices sains. Le ventricule gauche a des parois épaisses de 3 centimètres. La valvule mitrale, de couleur blanche, est très-saine, et l'orifice aortique admet facilement deux doigts. L'orifice aortique est dilaté, sans grande altération valvulaire. La valvule droite est pourtant raccourcie et un peu épaisse sur son bord libre.

Au-dessus de ces valvules commence une altération aortique très-marquée, s'étendant jusqu'à sa bifurcation en iliaques primitives.

Il existe à l'origine de l'artère une dilatation de forme globuleuse dont la limite répond au bord supérieur de la bronche gauche. Au delà, l'aorte est encore dilatée; mais d'une manière uniforme. On n'y trouve aucun caillot, ni ancien, ni agonique. Le niveau de la plus grande circonférence de la dilatation est intra-péricardique et mesure 20 centimètres, 3 de tour. Les parois en sont rigides, revenant à leur place première quand le doigt les a affaissées.

La surface a un aspect rugueux et semble s'écailler par places, quand on retourne l'artère. La couleur générale est d'un jaune sale, très-légèrement brunâtre, mais sur laquelle se détachent des plaques saillantes, d'un jaune plus franc, et d'origine beaucoup plus récente.

On ne remarque pas de plaques rosées ou rouges, ainsi que dans certaines aortites. L'embouchure de la coronaire droite est très-petite, celle de la coronaire gauche est agrandie. La sous-clavière gauche est oblitérée à son origine par un amas jaunâtre consistant que ne peut traverser un stylet.

Léger.   7

OBSERVATION VI (personnelle).

Insuffisance aortique. Aortite sous forme de poussées successives. Hémiplégie. Mort.

M. Georges, déménageur, âgé de 52 ans, n'a jamais été malade, ne présente jusqu'ici comme affection que des accidents alcooliques (pituite, cauchemars continuels).

Il y a 2 ans, après une chute violente sur l'épaule, il éprouve des palpitations et ces accidents le forcent à interrompre son travail. Il lui vient en même temps des vertiges passagers, mais fréquents, ainsi qu'une douleur subite, un peu au-dessous du sein gauche, sans irradiations, mais accompagnée de brûlure, derrière le haut du sternum. Cette sensation se passe au bout de 5 à 10 minutes, et la douleur intercostale s'affaiblit ensuite, mais beaucoup plus lentement.

Il y a 15 jours, est survenu un léger œdème autour des mollets et il entre alors à l'hôpital, service de M. le docteur Bucquoy.

C'est un homme grand, très-vigoureux, paraissant en proie à une anxiété constante, se plaignant d'une sensation de brûlure rétro-sternale. Le teint est d'une pâleur bistrée.

La respiration peu fréquente, de 24 à 28 par minute, offre une inspiration un peu brusque et profonde. Léger œdème des extrémités inférieures, pas de soulèvement des artères. Le pouls égal des deux côtés sans induration artérielle est léger, bondissant; au cœur, l'impulsion est étendue. La pointe bat dans le 6e espace intercostal, avec bruits un peu sourds, non soufflants. Au niveau de l'orifice aortique, le 1er bruit est net, le second non perceptible remplacé par un souffle doux, aspiratif, se propageant vers le bord gauche du sternum jusqu'à l'appendice xiphoïde.

Matité aortique non augmentée. Battements aortiques lointains avec second bruit un peu soufflant

Toux sèche. Respiration emphysémateuse. Urine normale.

Le 4 octobre, six jours après son entrée, l'œdème a complètement disparu, mais la sensation penible de chaleur rétrosternal persiste avec accès de dyspnée la nuit.

Le 7. Les accès se sont encore prononcés davantage. Piqûre de morphine.

Le 9. Il n'est résulté aucun soulagement. La sensation de brûlure a même augmenté et on entend aujourd'hui, outre les signes stéthoscopiques de l'entrée, un léger souffle au 1er temps dans l'aorte ascendante. Vésicatoire sur la région précordiale.

Le 13. Teint du malade encore plus terreux. Les étouffements ne permettent plus le décubitus. Le pouls est devenu plus faible, et depuis que le patient reste sur un fauteuil, l'œdème des extrémités inférieures a reparu. Drastique. Inj. de morphine.

Le 14. Les urines ont diminué de quantité (un lit. en 24 heures), mais ne contiennent pas d'albumine. Une cuillerée de vin de Trousseau. L'urine devient plus abondante. Uu peu de calme était revenu quand, dans la nuit du 18 octobre, reparaissent plusieurs accès terribles d'étouffements. Les battements tumultueux du cœur rendent peu précis les signes fournis par l'auscultation. Après la visite, il survient une nouvelle crise angoissante. On remplace la piqûre de morphine par 2 grammes de chloral.

Pendant 2 jours, existe alors un calme assez marqué. Mais le 23 octobre l'étouffement reparaît, moins fort il est vrai. On constate alors à la base du cœur, en dehors et à gauche, des frottements péricardiques assez doux. Au niveau de l'orifice aortique, un double bruit de souffle s'entend maintenant nettement, le premier plus long et plus intense que le second.

Le 24. L'oppression augmente, 60 cent. de scammonée. Injection 30 gouttes de chlorhydrate de morphine au 50ᵉᵐᵉ.

Le 26. Nouveau calme. La piqûre de morphine procure alors une bonne nuit. Les frottements péricardiques sont toujours aussi marqués. Pas de changement dans les altérations des bruits de la base. Vésicatoire à la région précordiale.

12 novembre. L'état du malade a peu changé ; il éprouve toujours sa dyspnée, augmentée par les accès douloureux. L'œdème des jambes s'est accusé assez fortement et les urines ont diminué (3/4 de litre).

Le 23. Malgré la persistance de l'œdème, un soulagement manifeste s'est produit. Depuis 3 jours, il n'y a pas eu de crises d'étouffement et la quantité d'urine a regagné le taux normal. Les jours suivants elle atteint même deux litres passés. L'auscultation donne toujours les mêmes signes à la base. Au niveau de la pointe les bruits sont très-purs et éloignent toute idée d'affection mitrale concomitante.

Le 27. Les jambes ne sont pour ainsi dire plus enflées ; le mieux persiste et la guérison paraît prochaine.

8 décembre. Le malade se lève, dort très-bien, mange quatre portions et n'éprouve plus aucun étouffement.

Le 13. Depuis 3 jours l'urine rendue est moins abondante, n'atteignant plus qu'un litre en 24 heures. En même temps, les envies d'uriner sont plus fréquentes, et malgré la continuation du bien-être on redoute une nouvelle apparition des accidents. Il survient quelques nausées et l'on remplace le vin de Trousseau qui peut en être la cause par du vin diurétique simple.

Le 14. Dans la journée, reparaissent quelques accès de dyspnée. Toux assez fréquente. L'œdème n'a pas reparu. Poudre de Dower, 50 cent.

Le 15. La nuit a été complètement remplie par des accès subintrants de suffocation. Le matin, à la visite, la figure est d'une pâleur terreuse, les inspirations sont laborieuses et assez fréquentes (36). L'auscultation difficile à cause de la dyspnée donne toujours les mêmes signes. Dans la poitrine il n'existe que quelques râles sous-crépitants aux deux bases en arrière.

On remplace la poudre de Dower par 20 cent. de poudre de digitale. Vésicatoire sur la région de l'aorte ascendante.

Le 16. La suffocation persiste aussi forte. Une piqûre de morphine procure une nuit calme.

Le 17. Le calme continuant, on n'injecte pas de morphine le soir, et la
nuit est très-mauvaise. Nausées, vomissements glaireux. Régime lacté.

Le 21. L'urine est remontée à un litre. L'oppression continue aussi forte,
36 resp. par minute. Le pouls, à 84, conserve encore son impulsion vive,
même pendant les accès. Depuis quatre jours, douleur constante de déchirure en bas du sternum, ayant remplacé la sensation de brûlure qui existait au début à la partie supérieure de cet os. Les artères du cou n'offrent
toujours pas de soulèvement. Les signes stéthoscopiques n'ont pas changé.
Chloral et piqûre de morphine. Léger soulagement.

Le 24. L'œdème des jambes reparaît. Le foie déborde un peu les fausses
côtes et est douloureux à la palpation. Accès nombreux d'étouffement dans
la journée, avec sensation de constriction épigastrique. Vin de Trousseau,
eau-de-vie allemande.

Le 28. L'urine augmente beaucoup de quantité (3 litres). Le malade se
sent mieux, et le 30 il n'éprouve plus d'accès douloureux dans le cours de
la nuit.

20 janvier. Il n'existe plus de douleur précordiale. Les accès d'oppression
ne reviennent que de loin en loin.

Cependant, le cœur a encore augmenté de volume. La pointe bat au niveau de la 7° côte, à 3 centimètres au-dessous du mamelon. La matité
précordiale a 11 centimètres dans le sens vertical. La zone de matité aortique ne paraît pas augmentée, mais la sonorité du poumon qui présente
des signes d'emphysème gêne cette exploration.

Bruit de souffle au second temps à la base, se propageant peu dans l'aorte
mais plutôt vers l'appendice xiphoïde. L'auscultation est du reste très-
difficile, provoquant rapidement des accès de dyspnée. Les artères du cou
sont maintenant soulevées.

Il survient de nouveau une période de calme et le malade quitte l'hôpital
e 22 janvier 1877.

1er février. Il rentre avec une hémiplégie incomplète du côté droit qui
permet encore quelques légers mouvements, tombe dans le stertor, et meurt
12 jours après.

A l'autopsie. — On ne trouve comme lésion cérébrale qu'un petit noyau
de ramollissement à la partie postérieure du corps strié du côté droit.

Organes thoraciques. — Le cœur est volumineux, pesant 890 gr., mesu-
rant 16 cent. de hauteur et 14 de large. Les parois sont épaisses, mais
friables et de couleur légèrement jaunâtre. Les valvules aortiques sont
complètement saines, flexibles, et pourtant insuffisantes. Valvule mitrale
très-distendue, également saine.

Aorte considérablement dilatée, à parois molles, facilement déchirables, mais peu épaissies. Diamètre de 6 cent. Sa surface interne est couverte de plaques jaunes, jusqu'à sa bifurcation aux artères iliaques. Quelques-unes commencent à se crétifier ; mais, dans l'intervalle qu'elles laissent entre elles, on en trouve d'une coloration rouge ou de couleur saumon, qui sont lisses, mollasses et paraissent de formation beaucoup plus récente. Les lésions, plus serrées du côté du cœur, s'arrêtent nettement au niveau de l'insertion des sigmoïdes, sans empiéter sur elles.

Le lobe inférieur du poumon gauche tout entier est transformé en un énorme infarctus. Dans le lobe inferieur du poumon droit, il en existe deux de la grosseur d'une noix et d'autres plus petits. Rien dans les lobes supérieurs.

OBSERVATION VII.

Affection aiguë de l'aorte thoracique entée sur une affection chronique, marche rapide, phénomènes graves. Péricardite néo-membraneuse avec épanchement. (Thèse de Paris, E. Moraud. Sur les concrétions fibrineuses de l'aorte, t. VII 1866).

Marie X...., 63 ans, a éprouvé quelques douleurs dans les genoux, il y a 3 ans. Depuis lors, elle a encore ressenti quelques atteintes, mais moins intenses.

Depuis une quinzaine de jours, malaise général. Le 15 mars, grande lassitude, douleur sous le sein droit, prostration extrême, vomissements et diarrhée. Elle entre à l'infirmerie. On constate alors avec une respiration gênée, un double bruit de frottement et de la voussure à la région précordiale.

Le lendemain l'état général est meilleur, les bruits de frottement sont moins marqués et disparaissent les jours suivants. On n'entend pas le moindre souffle cardiaque.

Trois semaines après, il survient un nouvel accès d'étouffement avec angoisse précordiale. La cyanose est complète, la face violacée ; les battements du cœur sont tumultueux et rendent l'auscultation difficile. Les accès de suffocation sont fréquents, on perçoit un souffle assez léger au premier temps se propageant dans la direction de l'aorte et les carotides.

4 mai. Le bruit de souffle est devenu plus net de jour en jour. On entend au deuxième temps, sur le trajet de l'aorte, un bruit de souffle très-marqué.

Le 6. Le bruit de souffle a augmenté jusqu'à ce jour. Le maximum siége très-nettement vers la partie supérieure droite du sternum. Il n'y a plus d'accès violents d'étouffements, mais une oppression presque continue. La nuit, la malade est très-agitée et a du délire. Elle est calme le matin, avec un pouls régulier, faible, peu fréquent.

Le 11. On entend maintenant un double souffle à double conrant, dont le second a encore augmente d'intensité. La malade se lève sans motif, urine à terre. Les choses restent dans cet état, le double bruit de souffle augmentant toujours d'intensité, quand la malade étant assise est prise d'une sorte de convulsion épileptiforme avec contractions toniques du membre supérieur et projection de la langue au dehors ; il y a du gonflement des veines du cou, de l'apnée et la malade meurt.

A l'autopsie. — Le péricarde renferme une assez grande quantité de liquide séro-sanguinolent et est recouvert sur son feuillet viscéral de néo-membranes vasculaires. Hypertrophie du cœur portant sur le ventricule gauche avec dilatation de sa cavité. Légère insuffisance aortique dont les valvules sont un peu rigides. Pas d'altération mitrale.

L'aorte est dilatée ; sa portion thoracique ascendante présente de très-nombreux dépôts athéromateux, des plaques ossifiées, encore recouvertes de la membrane interne, puis des ulcérations grisâtres couvertes de boue athéromateuse. Elle présente aussi un rétrécissement considérable de l'origine de l'artère sous-clavière et de la carotide droite (il n'y avait pas de tronc brachio-céphalique) qui reprennent de suite leur calibre normal. La carotide gauche est également rétrécie à son origine, tandis que la sous-clavière est très-dilatée au contraire.

L'altération de l'aorte, encore très-prononcée dans la partie qui répond à l'origine des gros vaisseaux du cou, devient moins profonde et plus disséminée dans l'aorte descendante.

OBSERVATION VIII (personnelle).

Aortite aiguë. Mort dans le premier accès d'angine de poitrine.

X..., 34 ans, ménagère, n'a jamais été malade, ne présente pas d'accidents rhumatismaux, était venue à la consultation pour des malaises et une dyspnée légère dont on n'avait pas trouvé la cause, quand elle revient quelques jours après, complètement anhélante et réclamant son admission.

La face est pâle, couverte de sueurs froides. Les lèvres sont bleuâtres. La dyspnée était seulement un peu plus forte depuis quelques jours quand le matin même a éclaté subitement une douleur très-vive dans le côté droit, l'empêchant de respirer. La première pensée à l'aspect de la malade est celle d'une pleurésie diaphragmatique. Mais il n'existe aucune chaleur fébrile. Le pouls petit, très-rapide, est égal des deux côtés. Au niveau de la douleur enserrant la base du côté droit, il n'existe aucune matité. L'auscultation fait entendre un murmure vésiculaire pur, peut-être un peu exagéré à à cause des mouvements énergiques de respiration auxquels se livre la malade. Ce bruit respiratoire gêne considérablement l'auscultation du cœur dont les battements sont précipités sans aucun souffle.

A l'entrée, vomissement de deux cuvettes de liquide bilieux.

La douleur devient bientôt intolérable. Elle se prolonge dans le bras droit jusqu'au bout des doigts où elle est le plus pénible. A l'arrivée de l'interne de garde, la malade est en état de mort apparente, livide, les lèvres bleuâtres, ne faisant plus que quelques rares et profondes inspirations. Des ventouses sur la poitrine, la respiration artificielle la ranime, mais elle se plaint aussitôt de sa douleur atroce, lui étreignant le cou du côté droit, La pression sus-claviculaire au niveau du phrénique est très-douloureuse des deux côtés, surtout à droite. Bientôt la malade ne se plaint plus du bras, mais d'une douleur épigastrique horrible qui va, dit-elle, la faire mourir de suite. Une injection de morphine ne calme aucunement ces symptômes et quelques minutes après, la bouche reprend son rictus, les inspirations redeviennent rares et la malade meurt.

A l'autopsie. — On trouve comme toute lésion : 1° 200 grammes de sérosité dans le péricarde ; 2° une altération aortique très-marquée. Les valvules sont suffisantes, quoique plus épaisses et indurées. Leur coloration est jaunâtre, s'étendant par îlots sur la base de la valve mitrale postérieure. L'orifice aortique est rétréci, admettant à peine le petit doigt. Au-dessus l'aorte est jaunâtre, mamelonnée par des îlots de même couleur, étendus d'abord à toute l'artère, puis plus isolés, pour disparaître complètement après l'origine des vaisseaux qui naissent de la crosse.

L'embouchure des artères coronaires n'a malheureusement pas été examinée. Les parois de l'aorte sont épaissies à son origine, mais du fait surtout de la lésion de la tunique interne. La résistance n'en paraît pas diminuée et le calibre de l'artère n'a pas subi d'augmentation.

OBSERVATION IX (personnelle).

Endocardite rhumatismale. Propagation de l'inflammation à l'origine
de l'aorte.

H... Léontine, domestique, âgée de 28 ans, n'a jamais été très-forte. A l'âge de 20 ans, fluxion de poitrine qui l'affaiblit beaucoup. Il y a un an, bronchite dans le cours de laquelle elle a craché du sang. Jamais elle n'a eu de rhumatisme. et on ne trouve non plus aucun antécédent de cette nature.

Il y a 6 mois, fatigue dans les jambes, les mains, puis gonflement des articulations des doigts et du cou-de-pied. Le lit n'est pas nécessaire, et des bains de vapeur avec des frictions constituent le traitement. Depuis elle traîne, se fatigue vite et n'a pas d'appétit.

Le 9 mars. Après avoir été mouillée dans la journée, elle est prise le soir, de palpitations et d'oppression subite. Cet état s'aggrave et elle entre dans le service de M. le docteur Bucquoy.

Cette femme est maigre sans œdème, pâle, mais d'une pâleur anémique, très oppressée, avec respiration sifflante, profonde plutôt que fréquente. La peau est moite et chaude, quoique le thermomètre ne marque que 38. Le pouls fort et fréquent.

L'impulsion du cœur est vive. Il existe un peu d'hypertrophie. La pointe bat dans le 6e espace et à son niveau existe un bruit présystolique avec souffle doux, très-profond, systolique, se propageant, vers l'aisselle. Rien à l base. Quelques râles pulmonaires, ventouses scarifiées à la région précordiale.

Le 16. Léger bruit de souffle au second temps et à la base, se propageant vers la pointe,

Le 18. L'oppression continue, les bruits de la pointe sont moins marqués, seulement perçus un peu en dehors, vers la ligne axillaire.

Le bruit de souffle au second temps à la base est maintenant très-prononcé. Les artères du cou sont bondissantes, mais le pouls est plutôt petit que fort et celui du côté gauche est plus faible que l'autre. Eau distillée de laurier-cerise, teinture de digitale.

Le 20. A l'oppression, s'ajoute une sensation de déchirure, de vrille comme dit la malade, derrière la partie supérieure du sternum. Elle s'est déjà fait sentir depuis le début de l'affection, mais jamais d'une manière aussi marquée. Le soir, crise violente de palpitation. Inj. de morphine.

Le 22. Vésicatoire.

Le 28. La malade est en proie à une agitation nerveuse continuelle. Erétisme cardiaque douloureux. Petits frissons, sensation continue de chaleur fébrile, sans grande élévation de température, moiteur de la peau. L'état du cœur n'a pas changé. On supprime la digitale et un peu de calme se manifeste. Les sueurs sont moins abondantes.

Le 7 avril. L'oppression, la douleur rétro-sternale et les sueurs reparaissent avec une intensité nouvelle. Palpitations violentes. Le bruit de souffle au second temps est toujours le même ; bruits aortique d'un timbre un peu plus clair, sans augmentation de la zone de matité de cette artère.

Le 9. L'état fébricitant persiste, mais le thermomètre ne donne jamais plus de 38. L'oppression et les palpitations, toujours aussi violentes, font reprendre la digitale.

Le 20. La malade se trouve mieux. Le bruit présystolique de la pointe a disparu. Il n'y a plus qu'un léger roulement qui le remplace. Le bruit systolique, moins fort et plus sourd, se perçoit encore. Par contre, le bruit du second temps de la base est franchement accusé, se propageant vers la pointe sans qu'il se poursuive pourtant jusque-là.

Le 21. Douleur violente, en vrille entre les deux épaules, avec sensation de battements. Les palpitations sont moins fortes.

Le 22. La douleur retro-sternale a cessé. Suppression de la digitale remplacée par 2 cuil. de vin de la Charité.

Le 27. Toux fréquente, moiteur sans fièvre. Râles sibilants des deux côtés en arrière, avec quelques craquements dans la toux, au niveau de la fosse sus-épineuse droite.

Le 29. Depuis cette nuit, après des efforts de toux, palpitations violentes et étouffement. La sensation de déchirure rétro-sternale a reparu au niveau de la 4e côte en se prolongeant jusque sous le sein gauche. A l'auscultation, les bruits du cœur sont plus sourds, précipités, mais sans changement dans les souffles. Injec. morphinée.

Le 1er mai. Persistance de la sensation rétrosternale pénible, engourdissement de tout le bras gauche, surtout marqué au niveau de l'épaule, cœur un peu affolé. Toujours pas d'œdème. Artère du cou bondissantes. Le pouls radial n'a pas pris d'impulsion et reste assez mou. On reprend la teinture de digitale.

Le 5. La souffrance précordiale ainsi que de l'épaule gauche est toujours continuelle. Nuit agitée mais sans accès de dyspnée. Recrudescence de la douleur rétro-sternale, vers le matin avec palpitations violentes, en même temps que cesse la douleur du bras. Face anxieuse. Pouls radial très-fréquent toujours sans bondissement. A l'auscultation, le souffle de la base n'a pas changé, mais le murmure systolique de la pointe s'est accusé de nouveau. Liqueur d'Hoffmann. Vésicatoire à la région précordiale.

Le 7, La malade est plus calme. Dans l'apès-midi, sans s'être levée, elle éprouve de l'anxiété, une tendance à la syncope et un étouffement assez prononcé. On voit toujours au cou le bondissement des artères, mais le doigt ne sent qu'une impulsion médiocre.

Les choses se continuent dans cet état avec des alternatives de calme et de recrudescence dans l'oppression, palpitations et la sensation de déchirure rétro-sternale qui se prolonge, maintenant jusque dans le dos. La malade dans un état d'agitation continuelle veut absolument partir chez elle, pour le Havre. Elle part conservant son bruit de souffle profond présystolique, et son murmure au second temps, au niveau de l'orifice aortique, sans que l'aorte ait jamais présenté de bruits morbides sur le trajet de sa portion ascendante. L'état général est en somme encore assez misérable à la sortie. L'oppression, les palpitations et les douleurs persistent quoique un peu amendées pour le moment.

On apprend que la malade est morte dans le courant de septembre, sans pouvoir malheureusement recueillir plus de détails.

OBSERVATION X (communiquée par mon collègue et ami Colson)

Lésions mitrale et aortique anciennes. Aortite. Attaque intercurrente de rhumatisme articulaire.

M... Joséphine, 39 ans, couturière, n'a jamais été d'une brillante santé. Pâle, chlorotique dans sa jeunesse, elle a toujours eu des règles peu abondantes, quoique régulières et perdait en blanc dans l'intervalle. Jamais elle n'a eu d'affection sous la dépendance de la diathèse rhumatismale et pourtant, depuis 7 ans, elle éprouve des accidents qui peuvent se rattacher à une affection du cœur. Il lui passe tout à coup un brouillard devant les yeux ; elle est prise de vertiges qui lui rendent un appui nécessaire et perd connaissance. Au bout de quelques minutes elle revient à elle et il ne lui reste que des traces passagères de son malaise, Elle est avertie de ces crises par des bouffées subites de chaleur à la face. Avec cela aucun symptôme hystérique et rien qui puisse faire supposer des attaques de mal comitial.

Depuis 18 mois, il lui est survenu des palpitations, les malléoles sont parfois un peu enflées et ces troubles l'engagent à entrer à l'hôpital, dans le service de M. le docteur Bucquoy.

La malade est extrêmement pâle, ses muqueuses sont décolorées. Elle se plaint de malaise général, de sueurs continuelles, et de ses palpitations.

La pointe du cœur bat dans le 6e espace intercostal. A son niveau on entend un bruit de souffle systolique, assez limité, perceptible à la main, et accompagné d'un roulement présystolique très-marqué. A la base, double murmure, le 1er assez rude se propageant dans les vaisseaux du cou, le 2 plus doux ayant son maximum au bord gauche du sternum dans le 4e espace intercostal, ne paraissant pas être un bruit propagé de la base et semblant né sur place à ce niveau (frottement au bruit de l'orifice mitral.)

Absence d'œdème et de congestions viscérales. Pouls dépressible et bondissant. Bromure de potassium et arséniate de soude.

Le 6 mars 77. Avec quelques symptômes de névralgie faciale, le malade ressent pour la première fois une douleur assez vive au niveau de la région précordiale, s'irradiant dans l'épaule gauche et presque jusqu'au coude et dans les doigts qui ont été toute la nuit le siége de fourmillements.

La pression au-dessus de la clavicule sur le trajet du phrénique est pénible des deux côtés, mais surtout à gauche,

A droite du sternum au niveau du 2e espace intercostal, on perçoit une matité très-nette, limitée à 2 travers des doigt à droite du sternum, et bien séparée de la matité cardiaque. Ce point de matité concorde avec le maximum du bruit systolique de la base. Celui-ci est plus rude, plus intense qu'à l'entrée de la malade et se prolonge dans les vaisseaux du cou. Le bruit de souffle du second temps est toujours plus doux, mais il est bien plus difficile de localiser son maximum vers le bord gauche du sternum, comme dans les premiers jours.

Le 7. La malade a maintenant deux crises par jour, l'une après le déjeûner, l'autre plus violente après le dîner. La crise du soir dure 2 ou 3 heures, avec irradiation dans le bras gauche. Tout le pourtour de la poitrine à la base est le siége de violentes douleurs spontanées, exagérées par la pression. Signes stéthoscopiques sans changement ; on fait tous les soirs une injection de morphine.

Le 10. Depuis deux jours il n'est pas survenu de redoublements douloureux. Mais la gêne autour de la poitrine, à la base, persiste. Sueurs abondantes. Insomnie absolue. Pupilles égales. P. chloral 2 grammes.

L'état s'améliore un peu et la malade réclame sa sortie le 10 avril.

Elle rentre le 10 mai. Pendant son séjour chéz elle, les crises douloureuses n'ont pas reparu. Mais elle rentre avec des douleurs et du gonflement dans les genoux,le cou-de-pied et les épaules.C'est la première attaque de rhumatisme qu'elles ait eue de sa vie. Les souffles cardiaques de la pointe et de la base n'ont pas changé de caractères. Au niveau de deuxième espace inter-costal droit, il existe toujours un double bruit de souffle qui s'entend même dans les vaisseaux du cou.

Le 23. Les articulations sont à peine sensibles, pendant toute cette attaque, il n'y avait eu aucun phénomène angineux; aujourd'hui après le repas du soir, douleur violente au cœur avec sensation de battements précipités, tendance à le syncope, douleur de l'épaule, sans irradiation dans le bras, mais s'étendant à tout le côté correspondant de la tête. La crise dure 1ɪ4 d'heure. Ces phénomènes se répètent les jours suivants à la même heure et avec le même aspect. Injection de morphine. Malgré la persistance de cet état la malade réclame absolument la sortie, le 17 juin.

Réflexions. — Malgré l'absence de terminaison, cette observation n'est pas moins intéressante, du fait de la complexité des lésions. On voit ici, chez une femme qui souffrait depuis quelque temps d'une lésion du cœur, sans être forcée de s'arrêter, un travail inflammatoire s'établir du côté de l'aorte et aggraver rapidement la situation. Enfin une poussée de rhumatisme consécutive vient affirmer dans ce cas la nature de l'affection qui pouvait encore laisser auparavant quelques doutes à ce sujet.

OBSERVATION XI (personnelle).

Rhumatisme articulaire avec athérome et insuffisance mitrale,
probablement préexistante. Poussée consécutive d'aortite.

P... Paul, 65 ans, journalier, n'a jamais été malade. Le 2 janvier, apès un réfroidissement, douleurs dans les articulations, ǃprincipalement dans les épaules, nécessitant un séjour au lit de 3 mois, pendant lequel il ressentit de légères palpitations.

Auparavant jamais il ne s'était manifesté de troubles cardiaques.

Quand il veut reprendre son travail, les palpitations deviennent plus fortes et s'accompagnent d'une certaine gène précordiale. Mais depuis 15 jours surtout, il éprouve de violents étouffements qui rendent toute occupation impossible. Les accès le prennent subitement, surtout la nuit, en même temps que le cœur se met à battre violemment et que les artères du cou et de la tête se soulèvement énergiquement. Alors aussi se manifeste au-dessous du *sein droit* une douleur aiguë qui cesse avec la dyspnée, mais commence quelquefois avant elle. Elle répond juste au même niveau en arrière, se prolongeant un peu vers l'épaule et le malade la compare à un étau qui lui étreindrait tout le *côté droit* de la poitrine et provoquerait la crise d'étouffement.

A son entrée, il est un peu anhelant, quoique paraissant assez calme. Pas d'œdème. Facies aortique. Base du cou un peu large, sans saillie veineuse, animée de battements sur les côtés et au niveau de la fourchette sternale. Le doigt plongé à ce niveau y sent des battements vigoureux, systoliques.

Pouls radial bondissant, sans chute aussi rapide que dans le pouls de Corrigan, égal des deux côtés.

Cœur hypertrophié, impulsion étendue dans la région précordiale. Pointe dans le sixième espace, un peu en dehors de la ligne mammaire. A son niveau, bruit de souffle très-accusé, quoique doux, systolique, se propageant vers l'aisselle.

Au niveau de l'orifice aortique, battements clairs, sans bruits de soufle. Mais au-dessus, surtout à la partie supérieure du sternum, le premier battement aortique est plus éclatant, légèrement prolongé ; le second bruit est plus éclatant et plus sec. La matité aortique remonte jusqu'au haut du sternum et dépasse à droite le bord de cet os dans l'étendue de deux centimètres. La main n'y sent ni expansion, ni battements; il n'existe du reste aucune saillie à ce niveau.

Poumons sains. Urine normale sans albumine.

Le matin, impressionné par la visite, le malade est pris d'une crise violente avec menace imminente de mort. Il saute à la fenêtre, couvert d'une sueur froide et l'on perçoit déjà quelques râles trachéaux. Injection de un centig. de chlorhyd. de morphine. Quelques minutes après, le calme revient et l'angoisse se dissipe complètement.

Le lendemain, il n'est pas survenu de nouvel accès. Une cuillerée de vin diurétique. La nuit suivante (10 juin), nouvelle crise violente mais passagère. Le matin le malade est toujours dans le même état, la peau couverte de sueurs, comme à l'habitude, depuis le début des accidents. Vésicatoire au niveau de la portion ascendante de l'aorte. Le début d'une crise, le soir, nécessite une piqûre de morphine.

Le 11 juin, soulagement assez marqué, bromure de potassium. Le 13, la sensation de gêne respiratoire a reparu, mais sans nouvelles crises, et le 22, cette oppression constante devient encore un peu plus marquée. On remplace le bromure de potassium par du chloral.

Le 23, il s'est produit un soulagement marqué qui persiste jusqu'au 30. Le malade demande son exéat avec instance et part en conservant au cœur et à l'aorte les mêmes signes physiques qu'à son entrée.

INDEX BIBLIOGRAPHIQUE

1764. Morgagni. — De sedibus et causis morborum, t. IV; Lettre 23ᵉ, article 4. Lettre 26ᵒ, art. 35, 36 et 37.

1792. Franck (J.-P.). — De curandis hominum morbis epitome. Traduction Goudareau, 1820, p. 190.

1793. Cline. — Transact. of Society for the improvement of med Knowlegde, t. I, p. 271.

1803. Portal. — Cours d'anatomie médicale, t. III, p. 127.

1813. John Blackwll. — Observ. an the nature and cure of. Dropsies, London, avec appendice sur l'angine de poitrine où est signalée l'inflammation de l'aorte. Obs. II, III et IV (rappportées à la fin du mémoire de Jurine sur l'angine de poitrine, 1815).

1814. Spangenberg. — In Horn's Archiv. f. medic. Erfarungen, t. IV, p. 269. Berlin.

1815. Hodgson. — A treatise on the diseases of arteries and veins' — t. I, pages 5 et 7 de la traduction française

1818. J.-N. Corvisart. — Essai sur les maladies et les lésions organiques du cœur et des gros vaisseaux.

1819. Hope. — Traité des maladies du cœur.

1824. Gemina de Mondovi. — Annali universali di Milano.

1824. Bertin et Bouillaud. — Traité des maladies du cœur et des gros vaisseaux.

1826. Rigot et Trousseau. — Recherches nécrologiques sur quelques altérations que subissent après la mort les vaisseaux....... (Archives générales de médecine, t. XII, p. 169, t. XIII, page 46.

1827. Rigot et Trousseau. — Ibid., t. XIV, p. 321.

1828. Bulletins de la Société anatomique. — Aortite partielle chez une phthisique.

1831. Laennec. — Auscultation médiate, t. III, 3ᵉ édition, p. 200.

1834. Andral. — Clinique médicale. Des maladies de poitrine, p. 56.

1835. Gintrac. — Journal de la Société de médecine de Bordeaux. Mémoire sur l'angine de poitrine.

1835. Bulletins de la Société anatomique, p. 65. — Aortite dans le cours d'une pneumonie.

1836. Compendium de médecine, art. aorte.

1837. Bulletins de la Société anatomique, p. 254.

1837. WORTINGTON. — In Lancet, v. II, n° 8, analysé dans Schmitt's Jahrb, Bd. XXII, p. 308.

1837. BIZOT. — Mémoire de la Société médicale d'observation, t. I, p. 310.
Recherches sur le cœur et le système artériel.

1838. CORRIGAN. — Dublin Journal, t. XII, p. 243.

1838. FRANCH JOS. — Traduction de Bayle. Paris, 1857, t. I, p. 167 et t. IV, p. 478.

1840. PIORRY. — Traité de diagnostic, t. I, p. 234.

1840. THIERFELDER. — In v. Ammon's. Monatschrift, Bd. III, IV, II.

1841. NORMAN CHEVERS. — Guy's Hospital Reports, n° XII, p. 304. Traduit dans les Annales de thérapeutique, mars et avril 1845.

1843. CORNELIANI. — Pavia. Opuscula sulla non inflammabilite delle membrana interna de vasi, etc.

1843. C. CANSTATT. — Speciellen path. und therapie, t. III, 2e partie, p. 204, et supplément Band d'Henoch, 1854.

1845. Bulletins de la Société anatomique, p. 71.

1846. Bulletins de la Société anatomique, pp. 171 et 210.

1847. NAUMAN. — Es Grebt eine Entgünd. des inneren. Art. in Hœser's Archiv für die gesammte Medicin, Bd. IX, Hf. 2, p. 174.

1852. LEBERT. — Virchow. Archiv., t. IV, p. 3.

1852. SPLENGER. — Entzündung der Aufstergenden Aorta in Virchow. Archiv., t. IV, p. 187.

1854. LEBERT. Des mal. des vaisseaux sanguins dans Handbuch der Speciellen Path. und therapie. Erlangen, 1854. V. Bd. 2, Abtheil.

1854. WALSHE. — Traité des maladies du cœur.

1856. SCHUTZENBERGER. — Gazette médicale de Strasbourg, 25 déc., analysé dans la Gazette hebdomadaire de méd. et de chir., t. IV, p. 2.

1857. LEBERT. — Anatomie path. générale. De l'artérite aiguë, t. I, p. 512.

1857. BAMBERGER. — Lérbuch der Krankheiten dis Hergen's, p. 394.

1858. COPLAND. — Dict. of. pratical medical London. Art. Arteries.

1861. LEUDET. — Arch. gén. de médecine. De l'aortite terminée par suppuration.

1863. LANCÉREAUX. — Compte-rendu des séances de la Société de biologie. 3 série, t. V, p. 114. Hémorrhagie de la tunique interne de l'aorte.

1864. — Gazette hebdomadaire de médecine et de chirurgie.

1864. MOREAU. — Thèse de Paris. Sur les concrétions fibrineuses de l'aorte.

1854. Stokes. — Traité des maladies du cœur et de l'aorte. Traduction Senac, p. 549.

1865. Loupias. Th. de Paris, sur l'angine de poitrine.

1867. Bulletin de la Société anatomique, p. 76.

1868. Bulletin de la Société anatomique, p. 286.

1868. Ranvier. — Arch. de physiologie. Histologie norm. et path. de la tunique interne de l'aorte.

1870. J. Bucquoy. — Leçons cliniques sur les mal. du cœur, p. 78.

1870. Bulletins de la Soc. anat. Aortite aiguë entée sur des alt. athéromateuses.

1870. Dict. Dechambre. Art. aorte.

1871. Peter. — Arch. gén. de médecine, t. XVII, p. 303. Név. diaphragmatique et faits morbides connexes.

1872. Abblart. — Th. de Paris, sur l'angine de poitrine.

1872. Gaz. des hôp., p. 417.

1873. Peter. — Clinique médicale, p. 444.

1874. Brouardel. — Soc de biologie, 28 fév., aortite dans une inf. purulente.

1874. Hanot — Bulletins de la Société anatomique, p. 446.

1874. Bulletins de la Soc. anat., p. 267.

1874. Brouardel. — Arch. gén. de médecine, t. II, p. 641. Etude sur la variole.

1874 Chatelain (Lucien). — Thèses de Paris. Considérations sur l'angine de poitrine.

1876. Gazette des hôpitaux, 15 juin. Observ. d'aortite par M. P. Boncourt.

1876. Duroziez. — Gaz. méd. de Paris, 21 oct. 76.

1876. Lyon médical (juillet). Aortite, névrite cardiaque.

1876. J. Bucquoy. — Clinique sur l'aortite aiguë. Gazette des hôpitaux, 13 avril 76.

1876. France médicale, 8 nov.

1876. Hanot. Rapport sur la coexistence de l'anévrysme de l'aorte et de la pneumonie caséeuse. Obs. IV.

1877. Corneliani. — Annali universali di med. e chirurg., p. 97. Contribuzione alla pathologenesi della endo arterite.

1877. Dujardin-Beaumetz. — Union médicale, 25 avril. Observation d'aortite aiguë.

1877. Journal de thérapeutique, 25 mai. Rhumatisme articulaire aigu. Aortite. Amélioration progressive sous l'influence des injections de morphine.

Voir de plus les dictionnaires et les traités classsiques.

Paris. — C. Parent, imprimeur de la Faculté de Médecine, rue M'-le-Prince, 31.

UNIVERSITÉ DE FRANCE. — ACADÉMIE DE RENNES

FACULTÉ DE DROIT

THÈSE POUR LE DOCTORAT

DROIT ROMAIN
Du Pouvoir judiciaire à Rome en matière criminelle.

DROIT FRANÇAIS
De la compétence des Tribunaux français quant aux crimes
et délits commis à l'étranger.
(Commentaire des art. 5, 6 et 7 du *Code d'Instruction criminelle*, modifiés
par la loi du 27 juin 1866.)

Thèse soutenue le **14 Août 1873**, à deux heures,

PAR

Amédée-René-Joseph CROUAN
SUBSTITUT DU PROCUREUR DE LA RÉPUBLIQUE A CHATEAUBRIANT
Né a Nantes, le 8 Juin 1848.

EXAMINATEURS :

MM. BODIN, doyen.
HUE,
DURAND, } professeurs.
DE CAQUERAY,
GUÉRARD, } agrégés chargés de cours.

NANTES

IMPRIMERIE JULES GRINSARD, RUE DE LA FOSSE, 32.

1873.